美容皮膚科はじめの一歩

生粋の皮膚科医による
まじめな美容皮膚科

編・著 川端皮膚科クリニック 院長
川端康浩

文光堂

刊行によせて

「皮膚科医の皮膚科医による皮膚科医のための美容皮膚科の本」

　有名な「人民の人民による人民のための政治」とは，民主主義政治の原則を端的に表した有名な演説であるが，この本は，真面目な生粋の皮膚科医が，患者のために施行する美容皮膚科の原則を説明するとこうなる，という良著である．

　著者の川端康浩先生は私が東京大学皮膚科に入局したころ，皮膚外科のチーフであられた．皮膚外科は皮膚科の中でも，患者侵襲度が高く，悪性腫瘍も扱うため，予期せぬアクシデントに見舞われやすく，リスクマネジメントが難しい．そんな難しい分野で，本当に1例1例を大切に，真摯に対処されていたのが川端先生であった．常に患者の安全を確保したうえで，目の前の患者のための最善の治療を目指す川端先生は，自身の豊富な経験があっても，症例，疾患ごとの最新の情報収集を怠らなかった．そして，そこにご自身の考えを加えて，さらに発展させておられた．加えて，診療の現場では，患者とその家族，医師，コメディカルといった「人」に，広く，そして細かく注意を払い，さまざまな難問を独自の手法で解決されていた．その数々の「事件解決」の現場に居合わせた私は，「医は仁術」とはまさにこのこと，と心から尊敬し，川端先生のような皮膚科医を目指して，専門外来，手術，そして当直時の病棟回診にまでついて回り，川端先生の一言一言を熱心に聞き，一挙一動を注視し，教科書には載っていないコツやリスクマネジメントをたくさん学んだ．

　現在は炎症性皮膚疾患が専門の私であるが，今でも患者を取り巻く課題に直面した時には「川端先生なら，どうやって解決されるだろうか」と考え，対処している．それほど，川端先生の「ものの考え方」は重要である．川端先生の専門外来は「皮膚外科外来」だったが，アトピー性皮膚炎，蕁麻疹など，皮膚外科以外の患者も信頼を寄せ数多く通われていた．驚く私に「僕の専門は手術じゃないよ．皮膚科だよ．だから，アトピーでも乾癬でも，なんでも診るよ」と笑顔でおっしゃっていた．その川端先生が2002年に開業された．訪れる患者一人ひとりに真面目に向き合われる中で，美容皮膚科というツールを使う必要性がおそらく多く発生したのだと思う．

　スキンケア，痤瘡については，第一人者の野村有子先生が丁寧に解説されており，実践的な内容となっている．

　自分を頼ってきてくれた患者を自分の手で幸せにしてあげたい，そういう皮膚科医こそが，まさに必要とする一冊である．

2019年4月

多田　弥生
帝京大学医学部皮膚科学講座

はじめに

　大学の講師を辞し，東京都下に皮膚科クリニックを開業して早 17 年の歳月が経とうとしています．開業医らしさを大切にしながらも「開業医にできることは何でもやろう」，「開業医にしかできないことをやろう」と通常の皮膚科診療のみならず，往診・在宅診療，手術，美容皮膚科，臨床治験，地元医師会を通して行う学校保健活動・地域医療啓発活動から，日本臨床皮膚科医会の活動まで，さまざまなことに手を染めてきました．しかし，今でも患者との関係性の構築や自分の診断能力・治療手技のことなどで悩むことしきりで，ときに「自分ははたして開業医に向いているのか」，「勤務医を続けた方がよかったのではないか．そうすべきではなかったのか」などと自問自答することさえあります．

　特に，美容皮膚科の分野は新しい分野であるうえ，皮膚科以外の先生方も多く参入し，テレビ，雑誌，インターネットなどで情報が氾濫しているので，自分の立ち位置，守備範囲などあるべき姿を決めるのにずっと苦労し続けているような気がします．それでも，皮膚科，他科を問わず先輩，同僚，ときに後輩の先生方から教えを乞いながら，自分なりのスタイルを決めて診療を続けてきました．この間，逆に数多くの後輩，ときに先輩の先生から開業の相談を受け，自分なりに親身にアドバイスをしてきました．中には，「ぶっちゃけ，美容皮膚科って儲かるの？」というようなストレートな質問もありました．確かに，美容皮膚科というと収益のために行うというイメージがつきまといますが，けっしてそれだけではないと思っています．美容皮膚科には患者からの医療界への要望（需要）があり，専門知識を持った皮膚科医が対応（供給）するということが適切な医療行為である側面が歴然と存在します．

　本書では「美容皮膚科をはじめる／続ける」にあたって，必要な心構え，準備・手続き，研鑽方法，リスクマネジメントなどについて，思い切って私見を述べさせていただきました．そして，美容皮膚科の各論，個々の手技については，あくまでも現場主義で実践にこだわり，その基礎的理論，

はじめに

　基本手技を解説したのち，日常診療の中で生じた疑問，質問への回答や診療上のちょっとしたトラブルの解決方法などを中心に解説しました．これらは自分自身が診療上苦労したもの，あるいは実際に多くの先生方から尋ねられたものばかりです．

　また，第Ⅶ章，第Ⅷ章は野村皮膚科医院の野村有子先生に執筆を分担していただきました．にきびの治療やスキンケアは，皮膚科専門医が美容皮膚科を行っていくうえで非常に重要な分野ですが，私のやや不得手なところでした．野村先生のご講演を拝聴し，先生の考え方に共感し，同じ方向性をもって執筆していただけると考え，思い切ってお願いしたところ，快諾していただきました．大変光栄に存じております．

　医師を志し，皮膚科医となって，研究に没頭し，その成果で世界に羽ばたくもよし．得難きポストを得て，大きな組織の中でリーダーとなっていくもよし．また，開業医として，地域の中で患者に揉まれ，日々悪戦苦闘するのも悪くはないものです．どんな生き方でも，診療にあたっては皮膚科専門医としての矜持を持ち，患者と治った喜びを共有することを忘れないでいたいものです．そして，このことには美容皮膚科も一般皮膚科も変わりはありません．

　本書が少しでも，新規に皮膚科診療所をご開業される先生や，これから美容皮膚科をはじめようとお考えの先生のお役に立つことができ，さらに，私たち皮膚科医が行うまじめな美容皮膚科の発展に，ほんのわずかでも寄与できれば幸いです．また，今回は美容皮膚科を題材にしましたが，根底の「患者を診る」ということに対する考え方には，自由診療と保険診療に差異があるわけではなく，本書が一つの皮膚科診療のあり方として，多くの先生方にとって他山の石とならんことを祈っております．

2019年4月

川端　康浩
川端皮膚科クリニック

目次

I 序章 （川端康浩）

① 美容皮膚科興隆の社会的背景 …………………… 2
1. 日本国民の美容への価値観の変化／2. 美容医療が富裕層から中間層まで普及／3. 美容医療の大衆化／4. 科学的根拠の蓄積／5. 皮膚科診療の行き詰まり

② 私が美容皮膚科をはじめたわけ …………………… 6
1. 開業にあたっての私の初心／2. どのように美容皮膚科を取り入れるか／3.「美容皮膚科には必然性あり」／4. 当院での美容皮膚科診療／5.「美容皮膚科は恐れて腰をひくほどのものでもない」

II 美容皮膚科をはじめようとする先生へ
～これまで受けてきた質問にお答えします （川端康浩）

①「美容皮膚科はもうかりますか？」 …………… 12
1. 収益と自由診療特有の問題（煩わしさ）とのバランス／2. 美容皮膚科を行おうと思った理由（日臨皮アンケート調査）／3. 美容皮膚科は収益の上がる"打ち出の小槌"？／4. 私の答え

②「美容皮膚科中心のクリニック開業を考えています．立地条件，治療メニュー，導入機器など教えてください」 …………………………………………… 15
1. 都心型と郊外型の美容皮膚科／2. 美容皮膚科中心のクリニックであれば都心型／3. 開業当初は人間関係が生きてくる／4. 都心型クリニックの治療メニュー・機器／5. 美容医療機器の価格に見合う効果（日臨皮アンケート調査）

③「皮膚科クリニックを開業予定／一般皮膚科開業10年目ですが，美容皮膚科もある程度取り入れたいと考えています．どんなことに注意すればいいでしょう？」 …………………………………………………… 19
1. 混合診療の問題／2. 混合診療禁止の根拠／3. 当院の実際

④ 「ホームページ作成の注意点を教えてください」‥ 22
　　1. クリニックは何で知る？　どうやって選ぶ？／2. ホームページ作成の注意点

⑤ 「美容皮膚科をはじめ，自由診療の価格設定に悩んでいます」　26
　　1. 保険診療はシンプル／2. 自由診療の煩わしさ（やりがい？）／3. 高い料金設定にしにくい理由／4. 価格の感じ方は患者によって違う

⑥ 「美容皮膚科に関する知識・技術の習得はどのようにしていますか？」　29
　　1. 美容関連の情報収集／2. 美容皮膚科の技術の習得

⑦ リスクマネジメント～最も確実で効果のあるリスクマネジメントは患者と良好な人間関係を構築することです～　31
　　1. 美容皮膚科診療における患者からの苦情（日臨皮アンケート）とリスクマネジメント／2. 患者とのトラブル回避のために私が心掛けていること／3. 医師の応召義務（医師法第19条第1項）

⑧ インフォームド・コンセントの上手な取り方　36
　　1. 医師－患者関係は対等？／2. インフォームド・コンセントで注意すること／3. 各手技のインフォームド・コンセントで欠かせない文言／4. 事前にどんなに説明しても…

⑨ 「美容皮膚科診療において，『こんな人は危ない』と患者を見分けるポイントがあったら教えてください」　41
　　1. 診察室入室の第一印象は大きな判断材料／2. 問診票から得られる情報／3. 前医への苦情を述べる患者／4. 電話の応対も重要

Ⅲ　ケミカルピーリング　　　　　　　　　　　　（川端康浩）

① ケミカルピーリングとは　46
　　1. ケミカルピーリングの普及／2. 日本皮膚科学会ケミカルピーリングガイドライン／3. 痤瘡の治療に用いられるようになった

② ケミカルピーリングの剥離深度による分類と使用薬剤　48
1. ケミカルピーリングの剥離深度／2. 各種ピーリング剤から何を採用するか／3. ピーリング剤は自家調合？　製品を購入？

③ ケミカルピーリングの適応疾患と至適剥離深度　53
1. 痤瘡／2. 肝斑，炎症後色素沈着，雀卵斑／3. 日光性黒子（老人性色素斑）／4. 小じわ／5.「何となく肌をきれいにしたい」，「化粧ののりをよくしたい」，「くすみの改善」，「毛穴の開きが気になる」

④ 当院での実際の手技～ごく簡単なマニュアルを作成しています～　57
1. 洗顔／2. 診察／3. セッティング，プレトリートメント／4. ピーリング剤の塗布／5. ピーリング剤の除去／6. クーリング／7. 術後処置，保湿

⑤ ケミカルピーリング禁忌・不適の患者とはどんな人でしょう？　60
1. 禁忌／2. 不適

⑥「ケミカルピーリングは医師の負担を増やさずに収益増につながる」と言われました．本当でしょうか？　61
1. 初期投資（器材・人件費）／2. すべてスタッフに任せきりにしない／3. 混合診療禁止に抵触／4. 治療パターンをいくつか持つことは重要

⑦ 実際にケミカルピーリングで困ったケースを教えてください　63
1. 小学生がケミカルピーリングを希望してきた場合／2. 定期的に来院できない患者に対する施術，指導／3. ケミカルピーリング直後に顔面が赤くなったと訴える患者／4. ケミカルピーリングを数回行ったが肌質が変わらないと言う患者

⑧ ビタミンCのイオン導入の理論と手技　66
1. ドラッグデリバリーシステムとしてのイオン導入／2. ビタミンC，各種ビタミンC誘導体について／3. イオン導入の手技

Ⅳ ボツリヌス毒素による表情じわの治療　（川端康浩）

① しわの種類と治療法 …………………………… 74
1. 小じわ／2. 真皮性のしわ（大じわ）／3. 表情筋の収縮による表情じわ／4. 重力，筋力の低下によるたるみ

② ボツリヌス毒素によるしわ治療の理論 ………… 78
1. 作用機序／2. 使用薬剤／3. 表情じわへの応用

③ ボツリヌス毒素によるしわ治療の基本手技 ……… 82
1. 薬剤の調整／2. 注射時の一般的注意事項／3. 眉間の縦じわ／4. 外眼角〜下眼瞼，カラスの足あと（crow's feet）／5. 前額の横じわ／6. 鼻部の横じわ／7. 重度腋窩多汗症

④ ボツリヌス毒素によるしわ治療の際に患者から受ける質問・クレームとその対応 …………………… 89
1.「眉毛の両外側がつり上がって，きつい顔になってしまいました」／2.「両眉毛が下がって，まぶたが重くなりました」／3.「効果が3〜4ヵ月しか持続しないのであれば，治療の意味はないのではありませんか？」／4.「施術後の皮下出血が消えません」

Ⅴ レーザーによるシミの治療　（川端康浩）

① シミのレーザー治療の理論〜理論を理解すると患者への説明の説得力が増します〜 ……………………… 94
1. レーザーの原理／2. レーザー治療の基礎理論

② シミの種類と使用するレーザー〜どのシミにどのレーザーを使う？「皮膚のどこに色素が存在するか」に着目します〜 ‥ 100
1. 真皮に色素が存在する色素性病変／2. 表皮に色素が存在する色素性病変／3. レーザー治療が適応とならないシミ

③ **肝斑に対するレーザー治療〜肝斑があるからレーザーが照射できないということはありません〜** **111**
　1. 肝斑と日光性黒子の合併例の治療／2. 肝斑単独に対するレーザー治療〜レーザートーニング

④ **Qスイッチレーザーのしわ取り効果とその限界〜1例のADMの治療経験から読み解く患者心理〜** **113**
　1. 症例：62歳 女性／2. しわ取り効果の機序と患者心理／3. この症例から学んだこと

⑤ **レーザー治療の実際・私の工夫** **116**
　1. 照射前の準備・確認・患者への配慮／2. 照射時の注意・コツ・患者への配慮

⑥ **レーザー治療後のアフターケアの指導〜アフターケアをしっかり指導することは皮膚科医としての責任です〜** **118**
　1. 美白剤の外用／2. 日焼け止め指導／3. 知っておきたい紫外線の基礎知識

⑦ **レーザー脱毛について〜シミのレーザー治療の理論の延長上にあります〜** **121**
　1. レーザー脱毛の理論と実際／2. レーザー脱毛後のトラブル対策

⑧ **レーザー治療，こんな患者にどう対応する？　〜一筋縄ではいかないいろいろな患者さんがいらっしゃいます〜** ... **124**
　1. 一通りレーザー治療の説明を終了した後に，「それで，私のシミは消えますか？」と尋ねる患者／2. 治療1週間以内に「全然効果がない」と来院する患者／3. やたらと治療費を値切る患者／4. 他の皮膚疾患で通院中の患者に太田母斑があった時

Ⅵ 炭酸ガスレーザーによる顔面の小腫瘍の治療
(川端康浩)

① 顔面の小腫瘍の治療上の問題点 …………… 130
1. 美容皮膚科では治療結果に重点がおかれる／2. 美容皮膚科といえども，臨床診断が非常に重要

② 顔面の小腫瘍（隆起性病変）の鑑別～炭酸ガスレーザーの蒸散術の適応になるもの・ならないもの～ ………… 132
1. 炭酸ガスレーザーの蒸散術の適応になる小腫瘍／2. 炭酸ガスレーザーの適応にならない小腫瘍

③ 基底細胞癌とその他の腫瘍との鑑別～顔面の小腫瘍の診療で最も重要なことは基底細胞癌を見逃さないことです～ … 135
1. 常に基底細胞癌を念頭に／2. 脂漏性角化症／3. 母斑細胞母斑／4. 病歴の聴取・ダーモスコピーの活用／5. 悪性疾患を見逃さない

④ 炭酸ガスレーザーによる蒸散術の実際 ………… 138
1. 炭酸ガスレーザー／2. 脂漏性角化症（老人性疣贅）／3. 母斑細胞母斑／4. 汗管腫／5. 血管拡張性肉芽腫（ボトリオミコーゼ）／6. 眼瞼黄色腫／7. 脂腺増殖症／8. 老人性血管腫

Ⅶ にきびの治療
(野村有子)

① にきびの原因とメカニズム …………………… 146
1. にきびの原因／2. にきびのメカニズム／3. にきびの統計から見るにきび患者の本音

② 本邦におけるにきび治療の変遷 ……………… 153
1. 1980年代のにきび治療／2. 2000年代前半までの主なにきび治療／3. にきび治療の転換期から成熟期へ～「尋常性痤瘡治療ガイドライン」を活用して～

③ **私のにきび治療方針①〜大切な問診・触診・視診〜** ‥ **157**
　1. 問診／2. 触診／3. 視診

④ **私のにきび治療方針②〜外用薬の使い方〜** ‥‥‥ **160**
　1. 外用薬の種類／2. 外用薬の使い方の実際／3. アダパレンと過酸化ベンゾイルを使いこなすコツ／方法①チョンのせ法／方法②塗り拡げ法／方法③量の調整法／方法④ショート・コンタクト・セラピー

⑤ **私のにきび治療方針③〜内服薬の使い方〜** ‥‥‥ **170**
　1. 抗菌薬／2. ビタミン剤／3. 漢方薬／4. 症例報告（20代，男性）
　COLUMN 私のにきび治療方針－面皰圧出を積極的にやっていますー（川端康浩） ‥‥‥‥‥‥‥‥‥‥‥‥‥‥‥‥‥‥‥‥ **174**

⑥ **にきび患者へのスキンケア指導** ‥‥‥‥‥‥‥‥ **175**
　1. にきび患者のスキンケア方法の実態／2. スキンケア指導／3. 朝のスキンケア方法／4. 夜のスキンケア方法／5. 化粧直しのコツ

⑦ **にきび患者への生活指導** ‥‥‥‥‥‥‥‥‥‥‥ **191**
　1. 睡眠／2. 食事／3. 触り癖と皮膚に触れるもの対策／4. ストレス

⑧ **にきび治療，こんな患者にどう対応する？** ‥‥‥ **198**
　症例1：30代，女性「どこの病院に行っても，何をしても，全くにきびが治らない．外にも出たくない……」／症例2：20代，女性「ベピオ®ゲルを使用したら，急に赤くなってヒリヒリした」／電話での問い合わせの対応法

Ⅷ 化粧品・スキンケア用品の指導・販売，美白剤などの処方

① **皮膚科クリニックでのスキンケア指導の実際〜私はこうしています〜**（野村有子）‥‥‥‥‥‥‥‥‥‥‥ **204**
　1. スキンケア指導の流れ／2. お肌のお手入れ方法／3. ヘアケアアドバイスカード／4. 敏感肌用アドバイスカード／5. 美肌用アドバイスカード

② **スキンケア教室での指導の実際**
　〜私はこうしています〜（野村有子）・・・・・・・・・・・・・・・**220**
　　1. スキンケア教室を予約／2. スキンケア教室の流れ／3. スキンケア教室終了
　　COLUMN　男性医による化粧指導（川端康浩）・・・・・・・・**233**

③ **皮膚科クリニックでの化粧品・スキンケア用品の販売**
　〜私はこうしています〜（野村有子）・・・・・・・・・・・・・・・**234**
　　1. スキンケア用品の販売のきっかけ／2. 販売方式について／3. 販売するにあたって／4. SRCで取り扱っている商品

④ **スキンケア指導のトラブル，化粧品・スキンケア用品販売のトラブル**（野村有子）・・・・・・・・・・・・・・・・・・・**239**
　　「勝手に塗られて，お金取るんですか？」／「サンプル，もっとください」／「購入して使っているうちに，肌がかゆくなってきた」「購入して使ったら，赤くなった」／まとめ

⑤ **化粧品・スキンケア用品を院内販売するための基礎知識**（川端康浩）・・・・・・・・・・・・・・・・・・・・・・・・・・・**242**
　　1. 化粧品と医薬部外品／2. 医療機関での化粧品販売／3. クリニックオリジナル化粧品を製造・販売する時の注意

⑥ **美白剤の種類と作用機序**（川端康浩）・・・・・・・・・**245**
　　1. ハイドロキノン／2. レチノイン酸

⑦ **美白剤によるシミ治療の実際**（川端康浩）・・・・・・・**248**

巻末付録（野村有子）・・・・・・・・・・・・・・・・・・・・・・・・・**251**

索引・・・・・・・・・・・・・・・・・・・・・・・・・・・・・・・・・・・・・・**263**

I

序章

I. 序　章

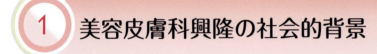 美容皮膚科興隆の社会的背景

◆美容皮膚科について，各々の手技の理論や技術について言及する前に，この美容皮膚科という新しい分野が急速に発展し，歴史ある皮膚科学のサブスペシャリティの一つとしての立場を確立するまでに台頭してきたことの社会的背景について考えてみたいと思います（図Ⅰ-1）．

1. 日本国民の美容への価値観の変化

◆第一に，経済大国となった日本国民の美容への価値観が変化してきたことが挙げられます．もちろん，これは美容皮膚科の分野に限ったことでは

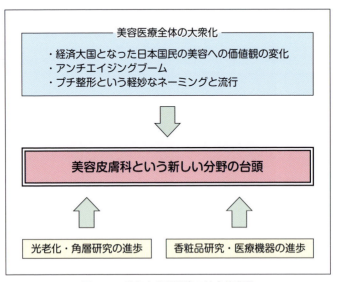

図Ⅰ-1　美容皮膚科興隆の社会的背景

なく，美容外科手術，ヘア・ネイル用を含む化粧品，服飾・アクセサリーから，ひいてはエステ，フィットネス，サプリメントに至るまで，"美を追求する"ということが，自身の人生・生活を豊かにする手段として許容され，広く認められるようになってきました．また，美容の目的もただ単に"美しくなりたい"というだけではなく，アンチエイジングという概念の導入とともに"若返りたい（rejuvenation）"という目的が加わることによって，美容医療の裾野は一気に広がってきたといえます．

2. 美容医療が富裕層から中間層まで普及

◆第二に，これまではどちらかというと一部の富裕層を対象にしていた美容医療が，広く中間層にまで普及してきたということ．そして，これまでアンチエイジング治療などにはあまり関心を示さなかった内科，整形外科，産婦人科領域においても積極的に行われるようになってきたということが挙げられます．この要因としてはアンチエイジング治療のニーズが高まってきたこともありますが，主に大都市圏において病院，診療所の新規参入施設が著しく増加し，過当競争になっていることも一因だと考えられます．つまり，収益を上げるために新しい分野に手を出さなければならなくなった，という理由もあるようです．

3. 美容医療の大衆化

◆第三に，メスによる切開や切除を行わず，注射や縫合のみで行う美容外科手技が「プチ整形」という軽妙なネーミングとともに美容外科手術へのハードルを下げ，若い世代に受け入れられてきたことが挙げられます．また，一部の人気テレビタレントたちが自らの美容医療体験を雑誌やテレビで公表したりするようになってきたことも，これまで美容医療に興味を持っていなかった人の美容医療への傾倒に拍車をかけました．美容皮膚科程度ならともかく，美容外科手術までがおしゃれ感覚で行われるようになることには異論があって当然ですが，日本人の美容医療への感覚は最近30年でかくも様変わりしたといえます．まさに，「美容医療の大衆化」ということができると思います．

4. 科学的根拠の蓄積

◆また，これらの社会的背景を下支えするように，学問としての光老化や角質層の構造・機能の研究の進歩や，これまでは単なるビジネスとしてしか存在しえなかった香粧品研究や医療機器の進歩といったものが，「美容皮膚科に科学的根拠を与えてきている」ということができると思います[1]．これまで皮膚科学というものは，学問として皮膚疾患の病態解明とそれに基づく治療を目的として進歩してきたため，疾患という概念を伴わない美容的な問題には関心が薄かったといえます．むしろ，"美容"というと何か胡散臭いもののように捉えられている節さえありました．もちろん，美容をやりたくて皮膚科に入局する医学生など皆無だったと思います．それが，これまで述べてきたような社会的背景によって新たに生まれた需要に応えるために，十分な知識と技術を持つ医師として，私たち皮膚科医は美容皮膚科を取り入れてきました．そして，今や日本皮膚科学会が認定する上級専門医である美容皮膚科・レーザー専門医制度も発足し，美容皮膚科は皮膚科学の重要かつ大きな一分野として定位置を獲得したといえます．

5. 皮膚科診療の行き詰まり

◆これらの社会的背景とは別の側面として，美容皮膚科発展の裏には，皮膚科診療の行き詰まり，閉塞感の存在が関連していると考えられます．昨今の社会保障費，医療費抑制の風潮のあおりを受け，皮膚科領域でも保険診療報酬は頭打ちとなっていますし，診療の幅を拡げようにも，治療法や検査技術に斬新なものは少なく，皮膚科医の現状の閉塞感は否めません[2]．皮膚科領域の新しい治療といえば，今や乾癬などに対する生物学的製剤全盛ですが，これは基幹病院などの指定施設でなければ使用できません．一人医長，診療所・クリニックの皮膚科診療といえば「外来で軟膏を処方するだけ」というようなフラストレーションも，若い世代の皮膚科医にはあるのではないでしょうか．

◆また，皮膚科開業医の大都市偏重傾向も，美容皮膚科を標榜する皮膚科医が増加している一因になっています．大都市およびその近郊では，個人

開業のみならず,美容関連業者がスポンサーになる場合や皮膚科クリニックのチェーン展開なども見られ,駅前などに複数の皮膚科クリニックが軒を連ねることも珍しいことではなくなってきています.そして,この過当競争を勝ち抜くためのツールとして美容皮膚科が取り入れられたという側面もあるのだと思います.

◆いずれにせよ,社会的ニーズだけでなく,私たち皮膚科医の事情ともあいまって,美容皮膚科はその存在が大きくなっていったというのが実際のところではないでしょうか.これから美容皮膚科をはじめようとする皮膚科医は,こうした事情もある程度理解しておく必要があると思います.

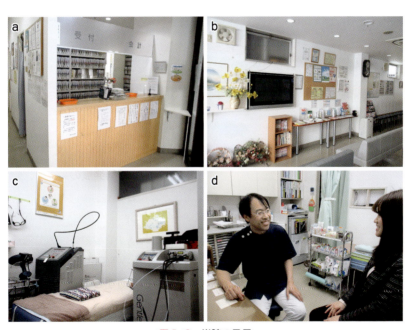

図Ⅰ-2 当院の風景
a. 受付, b. 待合室, c. レーザー室, d. 診察風景

Ⅰ. 序　章

2　私が美容皮膚科をはじめたわけ

1. 開業にあたっての私の初心

◆私は，2002年7月に自宅から徒歩圏内の東京都調布市仙川で開業しました．仙川は新宿から京王線という私鉄に乗って約17分の，調布市，三鷹市，世田谷区が交わる地域で，典型的な東京近郊の住宅地になります．開業地は，その駅前商店街にあるビルの2階です．近隣には音楽で有名な桐朋学園や白百合女子大学があり，住民も周辺駅に比べてやや若者が多い印象です．

◆開業した時には，せっかく独立開業したのだから，

> ①開業医にしかできないことを積極的に行っていきたい．
> ②開業医にできることを拡げていきたい．
> ③開業医らしさを大切にしたい．

などと漠然と考えていました．逆に，これらが実現できれば，開業したことを後悔せず開業医として充実した一生を送れるような気がしていました．

2. どのように美容皮膚科を取り入れるか

◆美容皮膚科については，勤務医時代は皮膚外科の診療グループに属していたので，レーザーや外来小手術には特に抵抗はありませんでした．また，日々の診療の中で，患者からシミやしわ，化粧のことについて尋ねられることは日常茶飯事で，そんな時「私は美容外科医ではないし，ましてや化粧品屋ではない」などと言ってしまっては，身も蓋もないと思っていまし

た．開業すると，患者が皮膚疾患に限らず皮膚に関することは何でも気軽に相談できる皮膚科医を望んでいるということをひしひしと感じます．また，インターネットやテレビなどによって氾濫した美容情報を整理して正しく伝え直すのも，皮膚科専門医の役割の一つだと考えていました．

◆しかし，一口に皮膚科医が扱う美容といっても，スキンケア用品の販売や美白クリームの調剤・処方から，シミのレーザー治療，ケミカルピーリング，各種フィラー，ボトックスの注射などの美容皮膚科，さらには本格的な美容外科手術までさまざまです．私のような一般皮膚科医が，日常診療の中に美容皮膚科という新しい分野を（技術的に，あるいは診療全体に占める比重として）どの程度取り入れるのが適切なのだろうかと悩んでいました．また，皮膚科も御多分に漏れず医療過当競争の時代，美容皮膚科がますます重要な分野になっていくということは理解できても，自分のクリニックを美容皮膚科専門としてサロンのように改装し，自分自身も美容皮膚科医と呼ばれることには大きな抵抗がありました．いまだ混沌とした美容皮膚科の世界に，自分はどこまで手を染めていくのか．本当に五里霧中，暗中模索しながら，細々と開始したという記憶があります．

3.「美容皮膚科には必然性あり」

◆そんな時，札幌で行われた第22回日本臨床皮膚科医会総会・臨床学術大会での根本治先生（札幌皮膚科クリニック）による「臨床皮膚科医の将来 皮膚科経営への提言 開業医の立場から」[3]という講演は，心に刺さりました．根本先生によれば，高い水準の診療と医療費の削減という相反する二つのことを求められている医療現場においては，その打開策として，医療材料の節約や診療報酬の算定漏れの回避などの細かなことも大事だが，もっとポジティブに，

①診療に厚みをつける
- 診療日，診療時間をフレキシブルに設定する
- 治療メニューを豊富にする

②美容皮膚科を診療内容に取り入れる

③往診・在宅診療に力を入れる
④新薬の臨床治験に積極的に参加する

ことによって，余裕のある豊かな診療ができるようにしていくのが重要だということでした．この中で，美容皮膚科については，「巷に広がる美容へのニーズの高まりに対して，正しいアドバイスをしなければならないのは皮膚科医である」とし，美容皮膚科が保険に縛られない自費診療であることも含めて，「美容皮膚科には必然性あり」と断言されました．まだ，美容皮膚科については「美容などはまっとうな皮膚科医が行うものではない」，「皮膚科医が美容など中途半端な自由診療を行うから，診療報酬改定において，皮膚科関連の点数が下げられるのだ」などという考えが多少なりともまかり通っていた時期にあって，これはある意味画期的な発言だったと思います．

◆もちろん，根本先生は北海道という広大な北の大地で，大規模な法人経営の皮膚科クリニックの中核として，これらの取り組みを具現化されているわけで，私のような個人経営の零細クリニックとは次元が異なります．しかし，美容皮膚科を行う動機づけが曖昧で，まだボヤっとしていた自分にとっては，まさに「わが意を得たり」という感じで，美容皮膚科のみならず，その後の皮膚科開業医としての確固たる道筋を示していただけたような気がしました．そして，この根本提言は今でも私の診療所経営の根幹になっています．

4．当院での美容皮膚科診療

◆このように，私も多方面に自分自身の活動の場を広げる土壌を作っておくという意味合いをもって，当初から美容皮膚科をはじめたわけですが，美容皮膚科に実際に手を染めてみると，保険診療では経験しなかったいろいろな問題に直面します．患者層も保険診療とは多少異なりますので，対応も少なからず変えています（けっして，自費診療患者を厚く接遇し，必要以上にへりくだるということではありません）．インターネットの美容関連の書き込みページに，自分の名前を見たこともあります．良きにしろ

悪しきにしろ，自分の知らないところで匿名の人に勝手に評価されるというのは実に不愉快ですが，自分自身ももっとタフにならなければいけないとつくづく思います．

◆自由診療は，ときに保険診療にない試練を私たちに与えることがありますが，これによって，私たちは常に診療に対して謙虚でなければならないことを再認識することができます．また，私自身，全くおしゃれに興味がなく，毎朝，はねた髪を帽子で隠し，普段着に運動靴で徒歩で通勤しています．せめて，医師として清潔感だけは損なわないようにと心掛けていますが，"美容"というイメージとはかなりかけ離れた人間であることは確かで，このような自分が美容医療を行うということには相当無理があると自覚しています．しかし，実際に診療を行ってみると，それが自分自身の気負いであることがはっきりわかります．患者は，私の格好など特段気にすることはありませんし，むしろ，気さくな先生で何でも相談しやすいと言ってくださいます．私もアトピー性皮膚炎，蕁麻疹や白癬患者に接する時と同様，美容医療においても基本的にはいつも通りの皮膚科医でいるようにしています．

5.「美容皮膚科は恐れて腰をひくほどのものでもない」

◆私の美容皮膚科に関する持論は「美容皮膚科は医師にとっても患者にとっても良いことずくめの夢のような医療とはいえないが，恐れて腰をひくほどのものでもない」というものです[4]．気心の知れた患者には「レーザーやケミカルピーリングなどは気軽にやってみたら」と勧めています．その反面「レーザーを当てても，シミは薄くなるのが精一杯だし，ケミカルピーリングをしたからといって，にきびがあっという間に良くなったり，肌質が急に変わるということはありませんよ」と付け加えます．もちろん，後に述べる自由診療特有のリスクマネジメントなど注意しなければならない点は多々ありますが，皮膚科医にとっても「案ずるより産むが易し」といった感覚で，どの先生にも自分の診療の幅を拡げるために是非取り入れていただきたい診療だと考えています．

I. 序　章

■**文　献**

1）川端康浩：美容皮膚科の現状と実際．日臨皮会誌 **31**：608-612，2014
2）川端康浩：アンチエイジングにおける美容皮膚科の功罪．日医雑誌 **137**：2426，2009
3）根本　治：皮膚科経営への提言―開業医の立場．日臨皮会誌 **23**：544-546，2006
4）川端康浩：美容皮膚科の光と影．皮膚臨床 **46**：1166-1169，2004

Ⅱ

美容皮膚科をはじめようとする先生へ
～これまで受けてきた質問にお答えします

Ⅱ. 美容皮膚科をはじめようとする先生へ〜これまで受けてきた質問にお答えします

1 「美容皮膚科はもうかりますか？」

◆さすがに，これほどストレートな質問をする先生はごく親しい人のみですが，ご開業の先生なら，どなたでも最も気なるところだと思います．

1. 収益と自由診療特有の問題（煩わしさ）とのバランス

◆保険診療が中心のクリニックで，美容皮膚科が全くクリニックの収益に寄与しないのなら，慈善事業ではないので，行う必要はないものでしょう．美容皮膚科を行うにあたっては，保険診療に加えて自由診療という新たな事業を展開するわけですから，綿密な事業計画が不可欠です．当然，ずさんな在庫管理や不必要な機器の購入があったり，スタッフの雇用・給与などが不適切であれば，赤字になることもありえます．そういう意味では，税法的にも特別措置法のようなものがあって，ややどんぶり勘定が許される保険診療より厳しいものといえます．しかし，既に保険診療クリニックとして十分成り立っている施設では，ことさら莫大な広告宣伝費をかけたりする必要もないし，スタッフも保険診療と兼任になるので，まず多額の赤字を計上するということはないと思います．むしろ，問題なのは，収益と自由診療特有の問題（煩わしさ）とのバランスをどう取っていくかということだと思います．

2. 美容皮膚科を行おうと思った理由（日臨皮アンケート調査）

◆日本臨床皮膚科医会（日臨皮）では，2011年に美容皮膚科の実態についてアンケート調査を行っています[1]．その中で，「美容皮膚科を行おうと思った理由」についての回答では，「患者ニーズに答えるため」（65.1％），

1.「美容皮膚科はもうかりますか？」

表Ⅱ-1　美容皮膚科診療を行おう（開業）と思った理由

理由 \ 年齢	全体	30歳代	40歳代	50歳代	60歳代
①患者ニーズに答えるため	65.1%	64.8%	63.9%	68.2%	73.3%
②美白・若返り・ニキビ等の保険診療に限界を感じた	57.1%	53.8%	61.2%	58.0%	50.0%
③美容に興味があったから	53.6%	61.5%	60.5%	40.8%	45.0%
④施設のPRの一環として	22.0%	15.4%	23.8%	22.9%	25.0%
⑤自身が美容皮膚科関連で悩みを持っていた	13.2%	19.8%	10.2%	10.8%	16.7%
⑥知り合いの医師から勧められた	5.5%	4.4%	6.8%	5.7%	3.3%
⑦美容医療コンサルタントに勧められた	1.1%	0%	0.7%	2.5%	0%
⑧金銭的事情	0.9%	2.2%	0.7%	0.6%	0%
⑨美容医療チェーンから勧められた	0.4%	0%	0%	0.6%	1.7%
⑩家業継承	0.2%	1.1%	0%	0%	0%

「美白・若返り・ニキビ等の保険診療に限界を感じた」（57.1%），「美容に興味があったから」（53.6%）といった美容皮膚科に関して積極的な理由が多く，美容医療コンサルタント等を含めて「誰かに勧められたから」というような消極的な理由は案外少ない（0.4〜5.5%）という結果でした（表Ⅱ-1）。

◆中でも，「患者ニーズに答えるため」という患者サイドに立った理由が全体で最も高いうえ，年代別に見ても年代が上がるにつれ，その割合が増加しているということは，私たち皮膚科医が美容医療を収益のためだけに行っているのではないという傍証と捉えたいと思います。

3. 美容皮膚科は収益の上がる"打ち出の小槌"？

◆美容皮膚科というと，収益のために行うというイメージがつきまとい

すが，けっしてそれだけではありません．美容皮膚科には「患者からの要望があり，皮膚科医が対応することが適切な医療行為」という側面もあります．開業医にとっては，初期投資やスタッフの教育のこともあり，はじめれば簡単に収益の上がる"打ち出の小槌"とはいえません．むしろ，収益のことのみを考えるなら，先に述べた新薬の開発治験などに注力したほうがよほど得策かもしれません．しかし，今後ますます皮膚科診療所を訪れる患者のニーズそのものが多様化していくことが予想される中で，美容皮膚科とは自分のクリニックをどのように特徴づけ，どういう方向に進めていくのかを考えた場合，それぞれのクリニックの方向性を形作る一つの選択肢だと考えてよいと思います[2]．

4．私の答え

◆「美容皮膚科はもうかりますか？」という質問の本意が「美容皮膚科は楽にもうかりますか？」という意味であれば，「収益のことのみを考えて，安易に美容皮膚科に手を出すと，軽いやけどをするかもしれませんよ」という返答になるでしょう．

2 「美容皮膚科中心のクリニック開業を考えています．立地条件，治療メニュー，導入機器など教えてください」

◆美容皮膚科というものを，皮膚科の立場から論ずるには，都心型と郊外型に分けて考えると都合がよいというのが私の持論です[3]（図Ⅱ-1）．

1．都心型と郊外型の美容皮膚科

◆「都心型の美容皮膚科」は，①主に大都市の商業地・オフィスビル街などで，②多額の広告宣伝費をかけて集患し，多くの治療メニューの自由診療を行う従来型の美容皮膚科で，③当然，診療圏は広くなります．

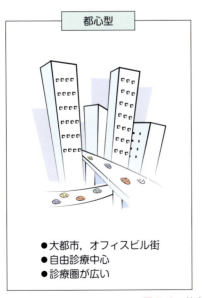
都心型
- 大都市，オフィスビル街
- 自由診療中心
- 診療圏が広い

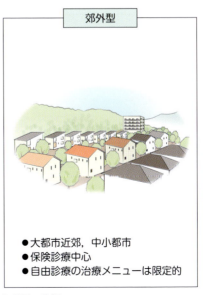
郊外型
- 大都市近郊，中小都市
- 保険診療中心
- 自由診療の治療メニューは限定的

図Ⅱ-1　美容皮膚科の分類

◆それに対して，「郊外型の美容皮膚科」は，①大都市近郊や中小都市の住宅地で，②普段は，保険診療を中心に行っている一般皮膚科クリニックが行うもので，③治療メニューは限定されます．

◆しかし，レーザー治療やケミカルピーリングなどの治療手技はずいぶん一般的に受け入れられるようになってきて，「大掛かりな美容外科手術ならいざ知らず，"レーザーによるシミ取り"，"ケミカルピーリング"，"ホクロの除去"ぐらいなら，わざわざ都心までいかなくても，近所の皮膚科で十分，むしろそのほうがよく知っている先生で安心」という感覚になりつつあると肌で感じます．そのうえ，都心では皮膚科，形成外科のみならず，内科，産婦人科，麻酔科など他科の医師の参入などにより，既に飽和状態に近いこともあって，これからは郊外型が増えていくことが予想されます．

2．美容皮膚科中心のクリニックであれば都心型

◆ご質問の「美容皮膚科を中心にしたクリニック」を開設するのであれば，開業地としては東京や大阪などの巨大都市とはいわずとも，地方都市でももともと人が集まる地域で集患が見込める場所がよいと思います．最近の地方都市では，それは必ずしも駅前やいわゆる繁華街とは限らないようです．そして，診療圏を郊外型よりも相当広く設定することになるので，どこから，どのように患者を呼ぶのかということを真剣に考えるべきで，事前の綿密な市場調査と事後の十分な宣伝広告が不可欠です．ときに専門家へのコンサルトも必要かもしれません．それでもクリニックが広く認知されるまでは，それなりの時間がかかるもので，開業当初の臥薪嘗胆は覚悟しなければなりません．ましてや，都心型の場合，ビルの賃貸料，設備費，人件費など初期投資も郊外型に比べると高額になりがちですので，可能な限り，この厳しい期間を短くしたいものです．そのためには，ホームページを充実させることも大事ですし，取材などの求めがあれば，美容系雑誌などマスコミもしたたかに利用しましょう．多少なりふり構わずという姿勢も必要かもしれません．

2.「美容皮膚科中心のクリニック開業を考えています．立地条件，治療メニュー，導入機器など教えてください」

3. 開業当初は人間関係が生きてくる

◆また，開業当初は他院からの紹介というのは大変ありがたく，勤務医時代の先輩・後輩・同僚との人間関係や開業してからの地域での人間関係が生きてきます．これは保険診療のクリニックでも同様ですが，自由診療では，患者一人の比重がより大きいので，大きな意味があると思います．開業しても皮膚科医は医師会に入会しないなど，地域医師社会と疎遠になるケースが多いようです．確かに，医師会入会については「多額の入会金，年会費に見合う実利的なメリットがあるのか」というと，やや返答に窮しますが，地域包括ケアシステムの一員となって，地域医療に貢献するためにも私個人としては入会することをお勧めします．

4. 都心型クリニックの治療メニュー・機器

◆治療メニューや機器については，やはり郊外型より豊富な品揃えが必要になるでしょう．それでも，当初は自院の特色をはっきりさせるために，「シミの治療」，「しわの治療」，「ケミカルピーリング」など，何か一つ重点的な治療手技を作るとよいと思います．「当院は○○治療が得意です」というのは，何よりも効果的な宣伝文句になります．もちろん，羊頭狗肉ではいけないわけで，それが十分な修練に基づいた確固たる実力に裏打ちされたものではなければ，化けの皮はすぐに剥がれてしまい，逆効果になることもあるかもしれません．

5. 美容医療機器の価格に見合う効果（日臨皮アンケート調査）

◆ここで，2011年に日本臨床皮膚科医会（日臨皮）が行った美容皮膚科の実態についてのアンケート調査[1]から「美容医療機器を購入して価格に見合う効果があったか？」という質問に対する回答を紹介します（図Ⅱ-2）．この調査では日臨皮会員（つまり皮膚科医）だけでなく，関連各診療科の医師によって構成されている美容皮膚科学会会員も対象にしています．その結果「収入面において有効」という回答は，皮膚科の診療所，大学，病院では22.6～31.5％と，約2～3割であるのに対し，美容皮膚

Ⅱ．美容皮膚科をはじめようとする先生へ〜これまで受けてきた質問にお答えします

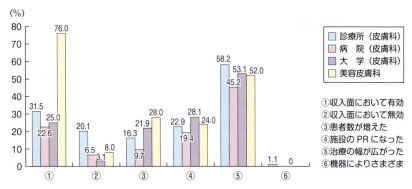

図Ⅱ-2　機器を購入して価格に見合うだけの効果があったか？（重複回答あり）

科クリニックでは 76.0％と突出して高いことがわかります．逆に，「収入面において無効」という回答は皮膚科診療所で 20.1％と高率であるのに対し，美容皮膚科クリニックでは 8％と非常に低い値になっています．これは，美容皮膚科クリニックのコストパフォーマンスに関する意識の高さの証しであると同時に，一般皮膚科医の収益面におけるやや大まかな側面を浮き彫りにしています．やはり，美容皮膚科で生きていくには，経営ということに関して厳しい考えが必要なのだと思います．そのほか「患者数が増えた」（9.7〜28.0％），「施設の PR になった」（19.4〜28.1％）という回答は案外低く，約 1〜3 割でした．また，「治療の幅が広がった」という回答が 45.2〜58.2％と，どの業態でも平均して高い割合でした．

3 「皮膚科クリニックを開業予定／一般皮膚科開業10年目ですが,美容皮膚科もある程度取り入れたいと考えています.どんなことに注意すればいいでしょう?」

◆「美容皮膚科をある程度取り入れたい」,まさに,これこそ私も含めた郊外型の一般皮膚科医が目指すところの美容皮膚科だと思います.

◆郊外型と都心型美容皮膚科との最も大きな違いは診療圏の広さです.郊外の皮膚科開業医が美容皮膚科をはじめても,都心の美容皮膚科のように大規模な宣伝,広告を行うのでなければそれほど診療圏は広がりません.もちろん,"口コミ"だけでも保険診療のみの場合よりは広範囲にはなるでしょうが,主な対象はこれまで一般皮膚科診療を受けていた患者たちです.ここに一般皮膚科医が行う美容皮膚科独自の問題点の根源があります.

1. 混合診療の問題

◆保険診療が中心の一般皮膚科医が美容皮膚科を行っていくには,混合診療の問題は避けて通れません.混合診療とは「一疾患に対する一連の診療行為において保険診療と自由診療を併用すること」と定義され,例外を除いて認められていません[4].例外とは差額ベッドや治験などの選定療養と高度先進医療のことを指しており,美容皮膚科のほとんどの医療行為はあてはまりません.たとえば,痤瘡に対して内服薬や外用薬の処方などの保険診療とケミカルピーリングを併用することは,混合診療禁止に抵触する可能性が高いと考えられます.つまり,それまで一般的な保険診療をしていた痤瘡患者にケミカルピーリングを勧め,実際に施術するということは,自由診療の患者が増えるとともに保険診療の患者が減ることを意味します.ですから,個々の収益という側面だけを考えると,自由診療の収益がそのまま,全体の収益増につながるとは限りません.しかし,既に痤瘡で

悩む患者の多くは，ありきたりの抗菌薬の内服と外用のみの痤瘡治療には満足できない状況になってきており，ケミカルピーリングは収益の問題ではなく，最初に述べた"診療に厚みをつけ，患者を満足させる"のに必要な治療手技になってきていると考えるべきです．これは，シミのレーザー治療についても同様のことがいえると思います．

2. 混合診療禁止の根拠

◆この混合診療禁止の根拠は「混合診療は国民皆保険によって作られた平等な医療サービスの提供に崩壊をもたらす」というもので，主にがん患者に対する未承認抗がん剤の使用などが想定されてのことです．ですから，患者の嗜好性を満足させるための医療である美容皮膚科にはあてはまらないと考えられますが，現時点ではあくまでも禁止されていますので，美容皮膚科を行うにあたってはこの点に十分注意して診療を行う必要があります．ほとんどの皮膚科医は，保険診療をしっかり行い，その中で，当然のように派生して出てくる美容に関する相談にも真摯に応えたいと考え，美容皮膚科をはじめるのだと思います．このことが万が一にも，当局によって「皮膚科は美容皮膚科などの自由診療で収益を上げているから，保険点数は上げる必要はない」というような理不尽な論理から，本業の保険診療の点数にマイナスの影響が出てしまうような事態を招いてはいけません．私たちは皮膚科が行う美容に関する診療が，確かな技術と知識に基づいたものであり，かつ保険診療のルールに正しく従ったものであることを，学会，医会などを通じて，今後，主張していく必要があると思います[5]．

3. 当院の実際

◆実際に郊外型の美容皮膚科を行っている当院では，駅看板，電柱広告，電話帳広告などの通常の広告宣伝をほとんどしていません．保険診療でも自由診療でも，来院する患者は知人・友人・親・兄弟からの，あるいはネット上の"口コミ"で当院を知り，当院のホームページを確認してから受診するというパターンが多いようです．ですから，自院のホームページを充実させるということは非常に重要だと思います（ホームページ作成の注意

点については次項参照).ホームページでは,治療効果などを過大に喧伝しないようにして,具体的な治療手技や治療費のことばかりでなく,自院の美容医療に対する考え方や患者へのメッセージなどを掲載するとよいと思います.また,クリニックでは電話による診療内容の問い合わせに時間を取られてしまうことが度々ありますが,ホームページに記載があれば「詳しくは当院のホームページをご覧ください」とあっさり告げて電話を切ることも可能です.郊外型の美容皮膚科では,患者の in-flow は,新規に美容皮膚科を求めて来院するというより,保険診療で通院している患者が中心になります.ですから,「保険診療で高い評価を得ていること」,これが「こちらの先生なら大丈夫!」という確固たる安心感につながり,最も効果的な宣伝になると思います.

4 「ホームページ作成の注意点を教えてください」

1. クリニックは何で知る？　どうやって選ぶ？

◆当院では問診票（図Ⅱ-3）に「どのようにして当院をお知りになりましたか？」という項目を作っています．この中で，「家族・友人に勧められた」，「ネット上の口コミを見て」，「当院のホームページを見て」という回答が大多数を占め，そのほかの広告媒体を見て来院される方はほとんどいません．そんなこともあって，数年前からは電話帳広告，電柱広告，駅構内の看板などは全て契約を打ち切りました．

◆最近は若者に限らず，外食でも買い物でも，お店へのアクセスや価格だけでなく，メニューや仕様，使い方に至るまであらかじめネットで調べ，口コミ欄で他の客，ユーザーの感想をチェックするのが当たり前になってきています．その傾向はクリニックや病院の選択においても同様なようです．私自身，診療中「ネットで調べたのですが……」とか「ネットではこのように書いてありましたが……」という患者の言葉にもそれほどイライラしなくなってきました．また，契約してくれれば「検索順位を上位にしてあげる」とか「サクラで良い口コミを投稿してあげる」といった詐欺まがいの勧誘電話も時々かかってきます．もちろん，そのようなさもしい誘いに乗ることはありませんが，インターネットの情報発信力というのはこれほど大きいものなのかと，あらためて考えさせられます．やはり，個人クリニックにとっては自分の医療を正しく周知させるという意味においても，ホームページの充実というのは欠かせない方策なのだと思います．

4.「ホームページ作成の注意点を教えてください」

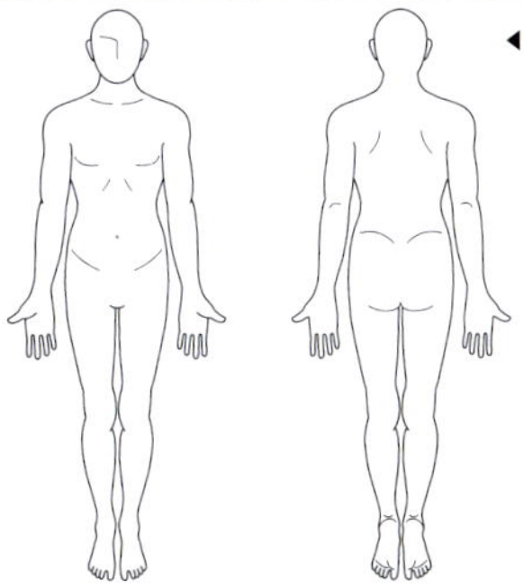

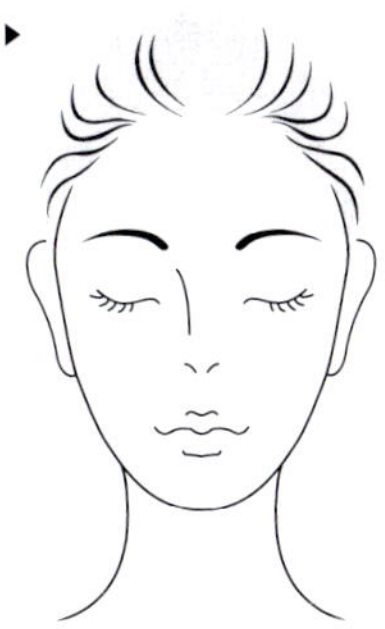

図Ⅱ-3　当院の問診票

Ⅱ．美容皮膚科をはじめようとする先生へ〜これまで受けてきた質問にお答えします

2．ホームページ作成の注意点

◆医療機関のホームページの作成については，最近，法的にも大きな動きがありました．「医療機関ホームページガイドライン」（表Ⅱ-2）が厚生労働省によって策定，公表された後も，特に美容関連の診療について，国民生活センターにホームページ上の情報と実際の診療内容，料金に齟齬があったという苦情が多数寄せられたことが背景になっています．その後，2017年8月からは厚生労働省から委託されて（財）日本消費者協会が医療機関のホームページのパトロールをはじめました．その結果，多数の不適切な記載が指摘され，注意喚起に従わない場合は都道府県（保健所）に告発され，必要に応じて行政指導が行われたようです．この時の行政指導は任意の協力要請となっており，仮に指導に従わなくとも，処罰されることはありませんでした．

◆しかし，2018年6月の医療法改正により（2018年6月1日施行），患者を誘引するための手技はすべて「広告」扱いとなり，医療機関のホームページのみならず，SNSを利用したブログ，メールマガジンも広告媒体とみなされ，規制対象になりました．つまり，これらの媒体を利用して虚偽または誇大等の表示，適用外使用，未承認医療機器を使用した治療内容の表示等は禁止され，是正命令や罰則等の対象となりました．そして，新たに「患者の主観又は伝聞に基づく体験談の広告をしてはならない」および「治療等の内容又は効果について，患者等を誤認させるおそれがある治療等の前後の写真等の広告をしてはならない」ことが禁止事項として省令に規定されました．

◆ですから，以降虚偽広告に対しては直接罰，基準違反に対しては間接罰が課せられることになります．具体的には，行政指導（報告命令，立ち入り検査，是正又は中止命令）が行われ，それに従わなければ，診療停止などの行政処分か刑事告発が行われることになります．罰則がはっきり決まったからというわけではありませんが，今後のホームページ作成にあたっては，たとえ業者に委託する場合でも，ガイドライン遵守ということを肝に銘じておかなければなりません．

4.「ホームページ作成の注意点を教えてください」

表Ⅱ-2　ホームページに掲載すべきでない事項

（1）内容が虚偽にわたる，又は客観的事実であることを証明することができないもの
　「加工・修正した術前術後の写真等の掲載 あたかも効果があるかのように見せるため加工・修正した術前術後」
　「当院では，絶対安全な手術を提供しています」
　「どんなに難しい症例でも必ず成功します」
　「一日で全ての治療が終了します」（治療後の定期的な処置等が必要場合）
　「○％の満足度」（根拠・調査方法の提示がないもの）
　「当院は，○○研究所を併設しています」（研究の実態がないもの）

（2）他との比較等により自らの優良性を示そうとするもの
　「○○の治療では，日本有数の実績を有する病院です」
　「当院は県内一の医師数を誇ります」
　「芸能プロダクションと提携しています」
　「著名人も○○医師を推薦しています」

（3）内容が誇大なもの又は医療機関にとって都合が良い情報等の過度な強調
　①任意の専門資格，施設認定等の誇張又は過度な強調
　　「知事の許可を取得した病院です」（病院が都道府県知事の許可を得て開設することは，法における義務 であり，当然のことである）
　　「医師数○」（意図的に古い情報等を掲載しているもの）
　　「○○学会認定医」「○○協会認定施設」（活動実態のない団体による認定）
　　「○○センター」（医療機関の名称又は医療機関の名称と併記して掲載される名称）
　②手術・処置等の効果・有効性を強調するもの
　③医療機関にとって便益を与える体験談の強調
　④提供される医療の内容とは直接関係ない事項による誘引
　　「無料相談をされた方全員に○○をプレゼント」

（4）早急な受診を過度にあおる表現又は費用の過度な強調
　「ただいまキャンペーンを実施中」
　「期間限定で○○療法を 50％オフで提供しています」
　「○○ ~~100,000円~~ 50,000 円」
　「○○治療し放題プラン」
　「顔面の○○術 1 か所○○円」

（5）科学的な根拠が乏しい情報に基づき，国民・患者の不安を過度にあおるなどして，医療機関への受診や特定の手術・処置等の実施を不当に誘導するもの
　「○○の症状のある二人に一人が○○のリスクがあります」
　「こんな症状が出ていれば命に関わりますので 今すぐ受診ください」
　「○○手術は効果が高く，おすすめです」
　「○○手術は効果が乏しく，リスクも高いので，新たに開発された○○手術をおすすめします」

（6）公序良俗に反するもの
（7）医療法以外の法令で禁止されるもの

医療機関のホームページの内容の適切なあり方に関する指針（医療機関ホームページガイドライン）より抜粋

5 「美容皮膚科をはじめ，自由診療の価格設定に悩んでいます」

1．保険診療はシンプル

◆保険診療では診療料金は点数表でがんじがらめに縛られていますので，同じ診療行為であれば，クリニック間や病院間で診療料金に差が出るということは基本的にありません．皮膚科独自の治療を皮膚科専門医が行っても，皮膚科標榜他科医が行っても同じ料金であり，ある手術を熟練したベテラン医師が行っても，駆け出しの研修医が行っても同じ料金というのは，これはこれで矛盾しているのかもしれませんし，点数そのものにも納得いかない点は多々あります．しかし，他の業種と違って，ある意味保険医療の中では，われわれ医師は自分の診療に対する対価を自分で決めるという手間からは免れられているといういい方もできます．ですから，保険診療においては，患者から「治療費が高い」というクレームを受けることはほとんどありませんし，仮に「高い」といわれても，それに反論する絶対的な根拠（つまり点数表）を持っていることになります．

2．自由診療の煩わしさ（やりがい？）

◆しかし，自由診療ではこの診療料金の価格設定を自ら行わなければならないという一種の煩わしさが生じます（これを"煩わしさ"でなく，"やりがい"であると感じている先生もいるかもしれませんし，そのほうが自由競争社会においては，むしろまっとうな考え方なのかもしれません）．そして，各クリニック独自の診療料金規定ないし料金表は待合室や診察室に掲示され，ホームページなどにも公表・掲載されなければなりません．

診療料金は必要経費を概算し，実勢価格を参考にして，利益をどのくらい見込むかによって決定することになりますが，ここに美容皮膚科における一般皮膚科医にとってはある意味悲しい事実が存在します．それは「美容皮膚科におけるよい医者とは，ときに価格の安い医者である」というものです．医師の仕事とは診療技術，医学知識を患者に提供することですので，高い技術レベル，豊富な知識を有する医師こそが"よい医者"であって，"(価格設定の) 安い医者"がよい医者ではないはずです．医師としての自らの医療レベルに自信があれば，高い料金設定にすることに何ら問題はないと思います．しかし患者サイドの受け取り方は異なり，「安い＝良心的」という短絡的なものになってしまうようです．

3. 高い料金設定にしにくい理由

◆そして，現実的には，個人開業医ではそれが行いにくい理由が二つあります．

◆第一は，先にも述べたように診療圏がそれほど広くないということです．郊外型の美容皮膚科の対象の多くはこれまで何らかの皮膚疾患で保険診療をしていた患者なので，あまり高い料金設定にはしにくいし，業者に言われるがままに高い設定をして地道な保険診療で培った患者からの信頼を失うことだけはしたくありません．

◆第二は美容皮膚科においては，たとえ高い技術レベルを有していても，その差を表現しにくいということです．レーザー治療でもケミカルピーリングでも，長期間の厳しい修練を要するような技術は必要としません．レーザー治療は設定さえ正確に行えばあとは機械がすることですし（実際はちょっとした照射のコツによって効果はずいぶん異なりますが），ケミカルピーリングも医師以外のスタッフが施術する施設が多いと思います．

◆逆に，このことは美容皮膚科が皮膚科医のみならず他科の医師の間にも急速に普及した要因でもあります．美容皮膚科においても豊富な経験に基づいた確かな知識と技術は患者に何よりも大きな安心感を与えることは事実ですが，それが価格にまで反映されて納得が得られるかというと微妙なところです．少なくとも皮膚科専門医が行っても，非専門医が行っても，

同じように業者のマニュアル通りのケミカルピーリング，レーザー照射を行ったのでは，患者が"安い医者"を選択するのは致し方ないことかもしれません．そして，その"安い医者"が"良心的な医者"となってしまうのです．もちろん，診療価格を安く設定することは悪いことではありません．しかし，病院にとっても，開業医にとっても収益というのは重要な問題で，そのジレンマの中で悩んでいるのは私だけではないと思います．医療という本来は自由競争がそぐわない世界に，美容という自由競争そのもののような存在が参入してきたことによる混乱が，われわれ医師の中でも，何か釈然としない違和感としてくすぶっているような気がします．

4. 価格の感じ方は患者によって違う

◆また，自由診療においてはその価格の感じ方に個人差があるということを常に考えておかなければなりません．治療が非常にうまくいき，満足してくださった患者が知り合いを紹介してくださるのは保険診療ではよくあることで，大変光栄なことです．自由診療でもそれは同様で，「友達から"きれいにシミが取れて，お値段も良心的だった"と聞いてきた」という中年女性が当院を受診された時に，型通りにシミの種類やレーザーの効果等の説明をしてから，診療料金を提示すると「安いっていうから来てみたけど，案外いいお値段取るじゃない」と皮肉を言われたことがありました．おそらく，その人と友人とのレーザー治療への対価の考えの違いが大きかったのだと思います．けれど，そういう人に限って，見るからに高そうなブランド品のバッグをいくつも持っていたりするので，人間の美に対する価値観，金銭感覚の多様性というのは計り知れないものだと，今さらながら思ったりします．

6 「美容皮膚科に関する知識・技術の習得はどのようにしていますか？」

◆美容皮膚科においては，技術レベルの差異を出しにくいと先に述べましたが，だからといって診療レベルの向上を図る必要がないということにはなりません．美容皮膚科という新しい分野に足を踏み出す以上，美容皮膚科のみならず関連分野に関しても積極的に情報収集を行って正しい知識を身につけ，技術についても自己研鑽し，少しでも質の高い医療を提供できるよう心がけるのが医師としての良心であり責務だと思います．

1. 美容関連の情報収集

◆特に美容関連の情報は時々刻々動いているので，最新の知識を常に入手しようとなると結構大変です．美容皮膚科を行っていくうえでは，レーザー治療，ケミカルピーリングなどの理論，手技に関する基礎知識はもちろん，女性のお化粧のこと（化粧の仕方から化粧品の種類まで），美容皮膚科の各種治療の効能と実際の効果（自分が行っていないものも含めて），美容外科（何が，どこまで，いくらぐらいでできるのか）などについても幅広い知識が求められます．そして，実際に患者からもよく相談を受けます．患者側もインターネットなどから雑多な知識をまとまりなく身につけてしまい，どうしていいかわからなくなっている人もいます．そうした知識を整理してあげて，個々の要望に合った美容医療をアドバイスしてあげるのも，美容皮膚科医の役割の一つだと思います．しかし，エステなども合わせると美容業界は実に混沌としており，どんなに情報を集めたところですべてに対応できるわけではありません．私はわからないことはわからないとはっきり申し上げるのですが，代表的な治療法や流行の治療法などにつ

いては自分なりの評価をしっかりしておいて，常に客観的な情報を提供できるようにしたいと考えています。

◆美容皮膚科に関する知識や情報については業者が主催するような研究会のほかにも，今や学会や雑誌，成書などの多くの方面から収集可能となりました。2007年に実施された日本臨床皮膚科医会による美容皮膚科の実態調査では，何らかの形で研修に参加していると回答した皮膚科医は67.2％で，その内訳は日本皮膚科学会の講習会：35.0％，業者の講習会：41.5％でした[5]。業者主催のセミナーなどはどうしても営業的な側面が含まれるので，学会のシンポジウムなどのほうが，中立な知識を得るにはよい機会になると思います。反面，業者が主催する小規模のセミナーでは気軽に講演者に質問ができるので，痒いところに手が届く的な良さがあります。

2. 美容皮膚科の技術の習得

◆それに対して，技術そのものの習得となるとなかなか難しいのが現状です。今でこそ，美容皮膚科に力を入れる大学病院や基幹病院は増えてきましたが，多くの皮膚科専門医は美容に関する修練を受けずに専門医になっていると思います。私も大学病院でレーザー外来を開設する時は，多くの施設に見学に行って技術を学びました。開業医の場合，現実的にはレーザーなどの機器や美容商品の業者から実践的な知識や技術を得ることが多いと思うのですが，中立的な正しい知識や機器に対する評価は，信頼できる先輩，同僚医師の意見を参考にしたり，実際に見学するのが一番だと思います。実際，私も開業してから多くの先輩，同僚医師にご教示をいただきましたし，逆の立場の時はできる限り親身になって相談に乗り，何人もの先生が当院に見学に来られました。皮膚科専門医として，業者の言いなりの"いいお客さん"にだけはなりたくないと常々思っています。

7 リスクマネジメント

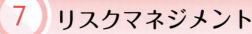
〜最も確実で効果のあるリスクマネジメントは患者と良好な人間関係を構築することです〜

1. 美容皮膚科診療における患者からの苦情（日臨皮アンケート）とリスクマネジメント

◆2011年の日本臨床皮膚科医会（日臨皮）によるアンケート調査[1]で「美容皮膚科診療に対する患者からの苦情」についての回答を見てみますと（図Ⅱ-4），①「費用に関して」，②「効果と満足度とのギャップ」，③「有害事象・副作用」，④「受付，患者対応について」のどの項目も皮膚科診療所，大学病院皮膚科，一般病院皮膚科よりも美容皮膚科クリニックでその割合は高く，逆に，⑤「受けたことがない」という回答は，一般皮膚科では4割程度見られるのに対し，美容皮膚科クリニックでは「0」でした．ある意味これは特筆すべきことで，美容皮膚科診療におけるリスクマネジメントの重要性を物語っているといえます．また，どの業態でも，②「効果と満足

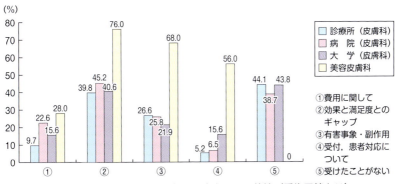

図Ⅱ-4　美容皮膚科診療に対する患者からの苦情（重複回答あり）

度とのギャップについて」の苦情が多い傾向がみられますが,「効果と満足度とのギャップ」とは,まさに「期待と現実とのギャップ」ということにほかなりません.裏を返せば,これはしっかりしたインフォームド・コンセントにより回避可能な苦情ということができます.

◆美容皮膚科を含めて,自由診療の領域のリスクマネジメントというと,教科書的には患者にすべての危険性を網羅した長文の同意書への署名・捺印を求めることが重要だといわれます.しかし,むしろ大切なことは患者と良好な信頼関係を構築することで,これが最も効果のあるリスクマネジメントであることは疑いありません.逆に,信頼関係を全く構築できない患者の治療はお互いのために思い切って行わないことです.

2. 患者とのトラブル回避のために私が心掛けていること

◆そこで美容皮膚科診療において患者との無用なトラブルを避けるために,私が個人的に心掛けていることを以下に挙げます.

①最終効果を含め,治療経過中のすべての事象に「効く」,「取れる」などの断定的な表現をしない.

⇨予想される結果について,誇張することなく,中立な立場でありのままを説明すること.

②治療を必要以上に勧めたりしない.

⇨あくまでも患者の希望があって,それに応えて治療するというスタンスを崩さないこと.

③初回の治療費を安価に設定すること.

⇨初診時に,患者がクレーマーのような人かどうかを見極めることは困難なので,初回の治療は人間性のスクリーニングを行うぐらいのつもりです.

④無料での追加治療を厭わないこと．

⇨どんなに治療前に説明しても，治療効果が自分の思い通りでないとクレームをつける患者がいます．こういう人は再度無料で治療してさしあげるとすぐに気持ちがおさまることがあります．ただし，ボツリヌス毒素注射では注射後2週間から2ヵ月の繰り返し投与では薬剤に対する抗体が出現する場合があるので，この期間での再投与は行えません．③，④は，レーザー治療において特に有効な手段になります．

⑤初診，即治療は原則行わないこと．

⇨やたらと治療を急く患者がいますが，そうした要求には応じず，必ず一旦，情報を持ち帰っていただき，後日治療を行うようにしています．実際，美容医療でトラブルになったケースの多くが即日施術・手術を受けていたとされ，改正特定商取引法（特商法）により，美容医療も脱毛サロンやエステと同様にクーリングオフが適用されるようになっています．クーリングオフとは，契約した後，冷静に考え直す時間を消費者に与え，一定期間であれば無条件で契約を解除できる制度で，その対象は，期間が1ヵ月以上，金額が5万円以上の五つの施術（脱毛，シミ・ホクロの除去や皮膚の活性化，しわ・たるみ取り，脂肪減少，歯の漂白）で，契約書面を受け取った日を1日目として8日間はクーリングオフ可能となっています．

⑥基本的に前医，他医の批判は慎むこと．

⇨患者の言い分だけを聞いて前医の見立て，治療を批判するのはよくありません．巡り巡って自分に災いが降りかかるような気がします（根拠はありません）．

⑦気軽に相談できる人脈を作ること．

⇨何らかのトラブルに見舞われた時，自分自身が当事者になり，矢面に立つと，ベテラン医師でも信じられないような判断ミスをしてしまう

ことがあります．ほんの些細なことでも，電話やメールで気軽に相談できる人脈が各分野にあるとどんなに心強いかしれません．

⑧思い込みの激しい患者，攻撃的な性格の患者の対応を特に慎重に行うこと．

⇨私はときに，やんわり断るようにしています．

3．医師の応召義務（医師法第19条第1項）

◆ここで，患者からの診療の希望を断わるということについては，やや違和感を覚える先生もいらっしゃるかと思います．その違和感の根源は，医師法第19条第1項の「医師の応召義務」にあると思います．ここには「診療に従事する医師は，診察治療の求があった場合には，正当な事由がなければ，これを拒んではならない」とあります．この文言を根拠にか，自分勝手な患者は「医師は何があっても診療を拒否できず，どんな患者でも，どのような状況でも，診療を拒否することはできない」と考えていますし，われわれも診療を拒否するということに何かしらの罪悪感を感じてしまいます．しかし，これは少なくとも美容皮膚科の領域では必ずしも当てはまらないようで，筆者が専門の法律家からいただいた私信では，

①医師の応召義務とは，医師法に根拠を置く「公法上の」義務で，損害賠償請求の根拠となる民事上の義務ではない．
②医師の応召義務は，裁判上では，救急医療の場面を想定しており，患者の趣味趣向を満足させるための医療行為である美容医療にはそのまま当てはめられない．
③美容医療では，「（治療対価を含む）説明と同意」などのような，患者と医師との間に明確な診療契約が締結されたのち，応召義務が発生する．

とのことで，逆にいえば「診療契約が締結されなければ応召義務は発生しない」ということができます．ここで診療契約というのは，民法上「準委任契約」というもので，「準委任契約の受任者である医師の債務は，業務

の誠実な遂行にあり,完治させるまでの治癒義務はない」とされています.すなわち,たとえばシミやあざの治療に携わる医師が,シミやあざで悩む患者に対して担う義務は,シミやあざの治療に対して,科学的に確立されたエビデンスを有する治療を推奨することであって,その治療効果について保証する必要はないということです.当然この時,注意すべきことは,その例外となる疾患の見極めをしっかり行うことになりますので,本書の各論では,手技的な事項のみならず,治療の理論,エビデンスと鑑別診断についてもできるだけ言及しています.

8 インフォームド・コンセントの上手な取り方

1. 医師―患者関係は対等？

◆「医師―患者関係は対等である」とは，よく耳にする言葉ですが，これはあくまでも建前だと思います．ある病で悩む患者とその疾患に専門的知識と技術をもって治療にあたる医師との関係が対等であるはずがありません．逆に，だからこそ，私たち医師は常に謙虚に，患者の人格に敬意をもって接しなければなりません．医師としての威厳と親しみやすさ，両者のバランスを各患者に合わせて微妙にとりながら診療を行います．

◆特に親しみやすさの度合いというのが難しい場合があり，あまりになれなれしい関係は医師―患者関係として正しいことではありません．インフォームド・コンセント（説明と同意）は，まさにこの微妙なバランスの上に立った舞台で行われるということになります．厳しい話ばかりでは患者の治療意欲が削がれてしまいますが，患者側からのあまりになれなれしい態度や，美容といえども治療を甘く見たような言動には，それに迎合せず，毅然とした態度をとることは必要だと思います．かといって，患者を本気で怒ったりしてはいけません．何しろ医師―患者関係は対等ではないのですから，怒ったり，叱ったりすることは，ある意味大人気ない行為です．少し，怒ったふりをして自分が不快であることを態度で示すぐらいでいいと思います．

2. インフォームド・コンセントで注意すること

◆このインフォームド・コンセントは医師法第1条の4第2項「医師，

8. インフォームド・コンセントの上手な取り方

歯科医師，薬剤師，看護師その他の医療の担い手は，医療を提供するにあたり，適切な説明を行い，医療を受ける者の理解を得るよう努めなければならない」という文言に基づく医師の義務とされています．つまり，医師は患者の訴えに対して医学的，社会的，また患者の生活環境などを考慮し，最適と思われる治療法を選択し，それを提案しなければなりません．

◆逆にインフォームド・コンセントを欠いた医療行為は，それ自体は過失なく行われても，違法とみなされます．そのうえ，一般的に他の医療行為に比べて緊急性，必要性が著しく乏しいとされる美容医療に関しては，その説明義務は厳格化，高度化していると考えられています[6]．

◆そこで，私自身がインフォームド・コンセントあるいは普段の診療でも患者にやや込み入った説明をする時に注意していることは，以下のようです．

①ゆっくりと穏やかな口調で，きちんとした敬語を使って話すこと．

⇨やたらとなれなれしい患者に対しても，こちらが敬語をしっかり使うことで，一定の距離感を保つことができます．

②診療（面談）中，少なくとも1回は患者あるいは同伴者の目を見て，アイコンタクトをとること．

⇨そして，患者を"あなた"などの呼称ではなく，しっかりカルテを見て，"○○さん"と名前で呼ぶようにします．

③「(何歳になっても，どんな人でも)，(シミを取って，しわを伸ばして) きれいになりたい・若返りたい」という価値観を「否定しない」，というより，さらに踏み込んで「積極的に肯定する」こと．

⇨年配の方の美容医療を受ける時の気恥ずかしさ（「いい年をして…」などという慣用句に代表される）を払拭して，優しく治療の後押しをしてさしあげるように心がけています．

④たとえ患者のスキンケアの方法などに，思い込みや勘違いによって大きな誤りがあっても，けっして説教がましく指導しないこと．

⇨美容医療では，結果のみならず，治療経過そのものも患者にとって楽しいものでなければいけないと考えています．これまで自分が良かれと思って励行してきたことを頭ごなしに完全否定されて気分のいい人はいないだろうと慮ります．

⑤医学的にナンセンスな質問に対しても，真摯に返答すること．

⇨患者は医療者から「馬鹿にされたような感覚」に非常に敏感なことがあるので，そうした感情を逆なでしないように注意しています．ただし，あまりに繰り返される場合は，はっきり申し上げるようにしています．

3. 各手技のインフォームド・コンセントで欠かせない文言

◆また，実際の各手技のインフォームド・コンセントでは，同意書の中に絶対に欠かせない文言というものがあります．

a. シミのレーザー治療（表Ⅱ-3）

「治療は痛みを伴い，照射後しばらく赤く腫れること」

⇨照射後しばらくして，薄い膜のような痂疲が生じ，照射前よりかえって目立ってしまうことがあります．

「照射による炎症後色素沈着のため，照射後1ヵ月ぐらいで色調は濃くなることがあり，治療効果の判定は約3ヵ月後に行うこと」

⇨1回の照射によってシミがあとかたもなく消えることはなく，レーザー治療は「シミを消す治療ではなく，薄くする治療」です．

b. ケミカルピーリング

「適用部位にあらかじめ皮膚炎などがあったり，花粉症などで顔面をやたら擦ったりした後だと，強く反応して，一時的に腫れることがあること」

「ある回数を行えば，肌質が変わり，思い通りの結果が得られるとい

8. インフォームド・コンセントの上手な取り方

表Ⅱ-3 当院のレーザー治療説明書

シミのレーザー治療を受けられる方へ
　レーザー治療は決して"魔法の光"による夢の治療ではありません．シミの部分によく吸収される波長のレーザー光を照射することによりシミを選択的に破壊するという医学的根拠に基づいた治療です．説明書をよく読み，治療法，効果，副作用について理解した上で治療を受けて下さい．
1．レーザーの種類と作用機序，治療経過
　当院ではQスウィッチアレキサンドライトレーザー，Qスウィッチヤグレーザーの2機種を設置しています．この2機種はいずれもシミに対して有効なレーザーですが，シミの種類，色素の深さなどによって使い分けられます．レーザー光線はシミのメラニン色素を過剰に持つ細胞を選択的に破壊します．その後，皮膚の内部で起きる清掃作用により，シミは徐々に取れていきます．ですから，治療効果が完全に現れるには1～3ヵ月，長ければ6ヵ月ほどかかります．決してレーザーを照射した途端に，シミが跡形もなく消えるわけではありません．また，照射直後は油がはねたような感じで少し赤くはれます．その後茶色いかさぶたができますが，かさぶたの色はシミより濃くなるので照射前より目だちます．このかさぶたは3～7日でできていねいにはがれますが，その後炎症後色素沈着により，シミはいったん濃くなります．そして，1～3ヵ月ぐらいかけて徐々に薄くなっていきます．これが一般的なレーザーの治療経過です．効果の少ない場合これを繰り返しますが，複数回照射しても最終的に薄いシミやまだらなシミが残ることもあり，レーザー治療はシミを完全に消し去る治療というよりも，薄くして目立たなくする治療と考えて頂いた方がよいかもしれません．
3．レーザー治療の副作用，後遺症
　レーザーが標的以外の細胞に与えるダメージはわずかです．このため治療による副作用はかなり少ないといわれています．しかし，照射部位をこすったりすると色素沈着，色素脱失（色が白く抜ける），軽い瘢痕（傷あと）が残ることがあります．全身的な後遺症の心配はありません．
4．レーザー治療の実際と費用
1）初回照射：当院の自由診療を初めてお受けになる方は初診料が別途かかります．
　ひとくちにシミといっても色々な種類があり，レーザーの効果も様々です．また，同じ種類のシミであっても，レーザーの効果には個人差があります．顔じゅうのシミをいっぺんに照射して，全部色素沈着になってしまったというのでは大変です．そこで当院では初回は必ず部位を限って照射をしてレーザー治療が有効かどうか確認してから本照射を行います．但し，初回照射が有効でなかった場合でも治療費は返却できません．
2）本照射
　初回照射後，約3ヵ月を経て，レーザー治療の効果が認められ，かつ副作用がなかった場合，ご希望に応じて本照射を行います．料金は照射面積によります．
※太田母斑，異所性蒙古斑，外傷性異物沈着に限ってはレーザー治療が保険適用になっています．これらの疾患の方には各種健康保険を適用して治療を行います．
5．レーザー照射前の注意事項
・肌荒れはレーザー照射後のトラブルを生じやすくします．適切な処置によりできるだけ肌の状態を整えてから治療を受けましょう．
・前日に入浴，洗髪はすませ，レーザー照射部のうぶ毛は剃っておいて下さい．当日は照射部位のメイクは落としてご来院ください．
・レーザー治療は軽い痛みを伴います．ご希望の方には局所麻酔シール（ペンレス：別売）をお渡しします．照射予定の約1時間前にメイクを落としてから，貼っておいてください．ただし，ペンレスを貼っても痛みが完全になくなるわけではありません．
6．レーザー照射後の注意事項
・1円硬貨大以上の照射部位にはガーゼを貼付します．照射後約3日間はこのガーゼは貼ったままになりますので，治療後の予定にお気をつけ下さい．治療部位以外の洗顔・メイクは可能です．ガーゼをはずすと薄いかさぶたがついていますが，無理に剥がないで下さい．細かなシミにはガーゼは貼付しません．この場合，洗顔は当日より，メイクは翌日より可能です．但し，洗顔はごく軽めにこすらないようにして下さい．
7．アフターケア
・照射部位の皮膚の状態がおちついたら（医師の判断），日焼け止めクリームと美白剤（当院指定）の外用を行います．レーザー治療では照射そのものも重要ですが，アフターケアも非常に重要で，これを怠るとレーザーの効果がでないばかりでなく，レーザー照射後の色素沈着の大きな原因になりますので特にご注意ください．
・照射後半年間は日焼けをしないようにして下さい．（日焼けをすると，かえって照射部位に色素沈着が残ることがあります）
・照射4～7日後，約1ヵ月後，約3ヵ月後に診察にきていただきます．ご心配なことは何でも医師にご相談ください．

川端皮膚科クリニック

- - - - - - - - - - - - - - - - - - - 切り取り線 - - - - - - - - - - - - - - - - - - -

川端皮膚科クリニック院長殿
　私はレーザー治療を受けるにあたって，その内容（方法，期待しうる効果および起こりうる合併症，後遺症）等についてよく理解し，納得しましたので実施に同意します．　　　　年　　　月　　　日　氏名　　　　　　㊞

A4用紙1枚におさまるように，レーザー治療の機序，経過，当日の注意事項などを簡潔にまとめてあります．（おおまかな料金は前もって口頭で伝え，同意書内に記載します．

うものではないこと」

c. ボツリヌス毒素によるしわの治療

「治療効果は3〜4ヵ月しか持続しないこと」
「眉間，前額の治療では眼瞼下垂や眉毛外側のつりあがりが生じることがあること（ただし，この症状も3〜4ヵ月後には回復する）」
「注射部位に皮下出血が生じることがあり，生じた場合，消褪するのに約1週間を要すること」

d. ホクロの蒸散術

「局所麻酔で行うこと」
「治療後患部にガーゼを貼布することがあること」
「蒸散部は痂疲化し，この痂疲が除去されるまでは1〜2週間を要すること」
「痂疲が取れても，患部の紅斑は6ヵ月くらい続くことがあること」
「最終的に色素が少し残存したり，蒸散部がやや陥凹したりすることがあること」

4. 事前にどんなに説明しても…

◆事前に説明をしていても，何らかのトラブルが実際に起こると，患者から少し感情的になったクレームを受けることがあります．そのよう場合も，けっして「事前に説明しましたよね」というような不遜な態度をとらないことが重要です．患者というものは，往々にして自分だけは絶対にトラブルに見舞われることはないと信じているものですから，たとえ不可抗力であっても素直に謝罪し，対応策をしっかりとることで，患者を真のクレーマー（モンスター）にしてしまうのを防ぎます．謝罪したからといって，自ら手技のミスを認めたと見なされて，補償問題になった時に不利になることはありません．

9 「美容皮膚科診療において，『こんな人は危ない』と患者を見分けるポイントがあったら教えてください」

1. 診察室入室の第一印象は大きな判断材料

◆保険診療でも同様ですが，まず，診察室に入ってきた時の表情，身なり，挨拶の仕方，言葉遣いなどから，どういう人か読み取りましょう．「人を外見で判断してはいけません」とは，全くその通りですが，やはり，第一印象が大きな判断材料になることは間違いありません．私自身は自分の五感，直感的なものを重視しています．表情を見極めるのは，ときに難しいことがあります．悩みが非常に深刻な人や何らかの理由で最初から皮膚科医に懐疑的な患者は眉間にしわを寄せていますし，友人・知人からの紹介などで，私のことをあらかじめ知っている場合は笑顔でドアを開ける人もいます．初診時は誰もがやや緊張して自分の悩みを相談に来るのが本来ですから，それとあまりにかけ離れた恰好，態度，言葉遣いの患者は要注意です．

2. 問診票から得られる情報

◆次に，問診票に目を移します．問診票から得られる情報は，主訴や症状などの臨床的な事項だけではありません（図Ⅱ-3）．文字そのもの（殴り書きの人，やたら小さな字でこまごま書く人），住所（開業医なら近隣居住地の地域特性がおおよそわかるはずです．また，自院から遠方の場合，何か訳があっての受診のことが多い傾向があります），職業（セラピストなどあまり一般的でない職種名や，会社員でなくあえて会社役員と記載する人は自己顕示欲が強い人のような気がします），受診理由（友人・知人

からの紹介ケースはとても多いのですが，当院の特色や事情などをよく理解していて説明がスムーズに行く場合と，最初からなれなれしい態度だったり治療法をあつかましく要求してくる場合と，両極端です）．その後，保険証そのものを確認します．社保，職能国保であれば勤務先までわかります．学校の先生，警察官，銀行員，弁護士，小売り業，建築・土木関係など各職種によって，良い悪いでなく，それぞれ人間性に特色があります．

3. 前医への苦情を述べる患者

◆また，前医への苦情を延々と述べる人は要注意です．前医の診療内容に多少問題がある時でも，ある程度の共感は示すとして，一緒になって誹謗中傷するのは控えたいものです．前医での治療は治療として，今後の治療をしっかり行っていくことによって，美容医療，皮膚科医療の信頼を回復させるぐらいの意気込みを見せたいと思っています．診療におけるリスクマネジメントとは，何もインフォームド・コンセントや実際の治療中だけのものでなく，患者が診察室に入ってきた時，既にはじまっているものだと思います．

4. 電話の応対も重要

◆診療内容の問い合わせなどの電話の応対も非常に重要で，電話から要注意人物を見分けることができる場合があります．通常の問い合わせであればスタッフ対応で十分ですが，クレームのような場合は，可能な限り担当医が直接応対するほうが無難です．この場合，しばらく相手に一方的に話をさせ，電話口の口調などからそれがクレームなのか単なる相談なのかを見極めます．激しく無礼な言い方であっても単なる相談だけという人がいるかと思えば，恐ろしいほど慇懃なクレーマーもいます．クレームの場合には，電話で今後の色々な可能性について言及するより，できるだけ早めの来院を促して，しっかり診察しフェイス・トゥ・フェイスで，きちんと説明したほうが大きな問題には発展しない気がします．

9.「美容皮膚科診療において,『こんな人は危ない』と患者を見分けるポイントがあったら教えてください」

■文　献

1) 高路　修:平成22年度日本臨床皮膚科医会医療制度検討委員会会長諮問答申「美容皮膚科の実態と今後の展望」.日臨皮会誌 **29**:544-569,2012
2) 川端康浩:アンチエイジングにおける美容皮膚科の功罪.日医雑誌 **137**:2426,2009
3) 川端康浩:美容皮膚科の光と影.皮膚臨床 **46**:1166-1169,2004
4) 田代ひろし:混合診療の現状と今後の方向.皮膚科医がはじめる Cosmetic Dermatology,南江堂,27-36,2003
5) 折原俊夫 他:「美容皮膚科の現状と今後の対応―皮膚科医による美容皮膚科への取り組み実態の調査―」に対する答申.日臨皮会誌 **25**:250-268,2008
6) 宮崎孝夫:医事紛争から身を守る最低限の知識―疾患別治療別インフォームドコンセントのポイント.Visual Dermatol **12**:681-683,2013

Ⅲ ケミカルピーリング

1 ケミカルピーリングとは

1. ケミカルピーリングの普及

◆ケミカルピーリングとは，皮膚表面に各種酸性溶液を反応させることによって生じた組織損傷に対する創傷治癒機転を利用して，表皮と真皮の再生を促す治療です．このケミカルピーリングは1990年代から，"究極の若返り治療・にきび治療"というようなやや誇大とも思われる宣伝広告とともに，急速に広く普及してきました．

◆しかし，美容的な側面ばかりが注目されたためか，主に美容・エステ業界にて安易に施術され，多くの健康被害が全国消費者生活情報ネットワークに寄せられました．これを問題視した日本皮膚科学会（日皮会）は「これからの皮膚科を考える会」の中で，美容皮膚科，特にケミカルピーリングに対して，確固たる対応を取るべきであることを明確にし，ケミカルピーリングに関するガイドラインが策定されるに至ったという経緯があります[1,2]．

2. 日本皮膚科学会ケミカルピーリングガイドライン

◆日皮会によるケミカルピーリングのガイドラインは，皮膚疾患ではなく健康保険が適用されない治療法の一つに対して策定されたという点において画期的なものだったといえます．特に，健康保険が適用されないにもかかわらず，高い適応のある疾患として「痤瘡」が挙げられており，ケミカルピーリングは日皮会のガイドラインによって，痤瘡に有効な治療法としてお墨付きをいただいたといえます[1]．

1. ケミカルピーリングとは

3. 痤瘡の治療に用いられるようになった

◆当時の痤瘡の治療というと，アダパレンや過酸化ベンゾイル製剤の発売前で，抗菌薬の内服や外用が標準的治療でした．このようなにきびの治療がいまだ貧相だった時代にあって，ケミカルピーリングはわれわれ皮膚科医のにきび治療の閉塞感を打開する治療として大いに期待され，診療所のみならず多くの病院皮膚科でも急速に行われるようになりました．しかし，その後アダパレン外用剤の発売，それに続く過酸化ベンゾイル製剤およびそれらの合剤の相次ぐ上市により，にきび治療のスタンダードは大きく変化し，少なくとも皮膚科医の間ではケミカルピーリングはにきび治療の第一選択ではなくなりつつあるようです．

◆実際に当院でも，ケミカルピーリングを1ヵ月におよそ120例ほど行っていますが，最近では若年層がにきびに対して希望するケースは徐々に減少してきて，中高年の女性のアンチエイジング対策として行うケースが増えているような印象です．図Ⅲ-1は，当院の患者用説明書です．

ケミカルピーリングを受けられる方へ

(初回施術日：　　年　　月　　日(　)　　時　　分)

* ケミカルピーリングとは各種酸性溶液（ピーリング剤）を皮膚に塗ることにより，古い角質層を除去し，肌のきめを整える治療です．当院では主に乳酸を配合したピーリング剤を用いています．これらは皮膚の最外層にのみ作用するため最も安全なケミカルピーリング（very superficial chemical peeling）とされています
* 皮膚の新陳代謝が促進されるので，きめと張りのあるみずみずしい肌の再生が促されます．また，古い角質や毛穴の汚れを除去するので，ニキビの治療としても極めて有効です．シミや小じわに対しても，治療を続けていくうちに改善効果がみられます．
* 原則として施術前は医師の診察を受け，その日の肌の状態によりピーリング剤の種類が決定されます．施術部位に皮膚炎を起こしている方は施術できないことがあります．ピーリング中，直後は施術部位の皮膚全体がピリピリし，少し赤くなります．反応の強い方は皮膚が少しむけることもあります．これらの症状は花粉症の時期，生理前は強く出ることがあります．
* ケミカルピーリングの2～3日前は毛剃り，スクラブによる洗顔，フルーツ酸やレチノールを配合した化粧品の使用は避けてください．
* ケミカルピーリング後しばらくの間，肌は乾燥傾向となり，紫外線にやや敏感になります．適切な保湿液，乳液を使用し，日焼け止めもしっかり行ってください．（ケミカルピーリング直後はSPFのあまり高いものはかえって刺激になることがあります）．
* ケミカルピーリングは完全予約制で，1回の施術時間はクーリングパックも含めて40～60分です．予約時間の5分前には受付をお済ませください．15分以上の遅刻では施術できないことがあります．施術直前にメイクアップは落としていただくので，マスカラなど落としにくいものは控えていただければ幸いです．施術後はすぐにメイクアップできます．普段お使いの化粧品をご持参ください．
* 施術料金は1回■■■■■円です．約2週間間隔で6回を1クールとしています．1クール終了後は，1～2ヶ月に1回の維持療法を行います．ビタミンCのイオン導入を併せて行う方は1回■■■■■円となります．
* ビタミンCはメラニンの合成阻害，抗酸化作用，皮脂分泌の抑制，コラーゲンの合成促進などの作用を持っていますので，ケミカルピーリングにビタミンCのイオン導入を併せて行うと，ケミカルピーリングの効果をさらに高めることができます．

川端皮膚科クリニック

図Ⅲ-1　当院のケミカルピーリング患者用説明書

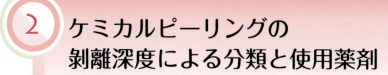

2 ケミカルピーリングの剝離深度による分類と使用薬剤

1. ケミカルピーリングの剝離深度

◆表Ⅲ-1 は『日本皮膚科学会ケミカルピーリングガイドライン（改訂第3版）』におけるケミカルピーリングの剝離深度による分類です．このうち，一般皮膚科診療の中で行われるケミカルピーリングは，通常剝離深度レベル1～2の角層から表皮までの剝離を行うものがほとんどです．

◆この剝離深度を決定する（左右する）ピーリング剤の因子としては，下記の①～⑤などがあります．

①種類，剤型
②濃度
③pH
④塗布時間，塗布方法
⑤塗布する部位の皮膚の状態

表Ⅲ-1 ケミカルピーリングの剝離深度による分類[1)]

剝離深達レベル	剝離深度による分類名称	組織学的剝離の深さ
1	最浅層ピーリング	角層
2	浅層ピーリング	表皮顆粒層から基底層の間
3	中間（深）層ピーリング	表皮と真皮乳頭層の一部から全部
4	深層ピーリング	表皮と真皮乳頭層および網状層に及ぶ深さ

◆これらの①〜④に挙げた剥離深度を決定する因子に応じて，各種適応疾患，求める効果により選択し，使い分けます．また，⑤にあるように施術前の皮膚の状態を見極めることも非常に重要で，軽微な皮膚トラブルをも見逃さないようによく観察し，問題があれば予定より低い濃度のピーリング剤に変更したり，ときには思い切ってキャンセルすることがあってもいいと思います．

◆そして，実際に行うときには，初めは濃度の低いものから開始して，徐々に高濃度のものに移行していくほうが，安全でかつ患者満足度も高くなります．

2. 各種ピーリング剤から何を採用するか

◆表Ⅲ-2は現在使用可能な主なピーリング剤とその剥離深度です．ケミカルピーリングをクリニックではじめる場合は，まずどのピーリング剤を院内で採用するかを決めなければなりません．もちろん，数種類のピーリング剤を採用し，それらを各疾患，目的別に駆使していくのもいいのですが，多くのピーリング剤を使うとなると，担当医師も各ピーリング剤の特性をよく理解し，その使用に熟練しなければなりません．また，実際の施術そのものはスタッフに任せるにしても手順が非常に煩雑になりますし，施術症例数もそれなりに多くなければ，採算も合わなくなってしまいます．

表Ⅲ-2　剥離深度と使用薬剤例[1]

剥離深達レベル1，2
20〜35% α-ヒドロキシ酸（グリコール酸・乳酸） 20〜35% サリチル酸（エタノール基剤・マクロゴール基剤） 10〜20% トリクロロ酢酸（TCA）
剥離深達レベル1，2，3
50〜70% グリコール酸 35〜50% TCA
剥離深達レベル3，4
ベーカーゴードン液 フェノール（濃度88%以上）

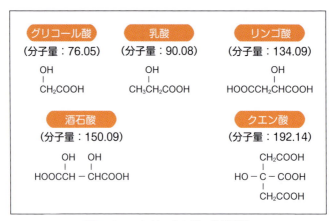

図Ⅲ-2　α-ヒドロキシ酸の化学構造

　そこで，現実的には各種ピーリング剤の中から一つの薬剤を採用し，疾患，目的，皮膚の状態に応じて，そのpH，濃度，塗布時間などを調整して行うというのが，実際的だと思います．

a.　α-ヒドロキシ酸（AHA）

◆表Ⅲ-2の中では，α-ヒドロキシ酸 α-hidroxy acid（AHA）がケミカルピーリングを行っている多くのクリニックで採用されています．AHAとは，カルボン酸のα位にヒドロキシ基を有する化学構造を持つ脂肪酸の総称です（図Ⅲ-2）．AHAにはグリコール酸，乳酸，リンゴ酸，酒石酸，クエン酸などがあります．これらはフルーツに多く含まれるので，フルーツ酸とも呼ばれます．これらのAHAの中でも，グリコール酸は最も分子量が小さいので，皮膚の浸透性に優れ，剝離深達レベル1のピーリング剤として汎用されています．

◆AHAは角質細胞の接着性を弱め，表皮剝離を促し，表皮のターンオーバーを亢進させる作用を有しています．そのため，角層表面が剝離されることにより，皮膚に触れた感触がなめらかになり（ツルツルとした感触），皮膚に透明感が出ます．また，表皮のターンオーバーが亢進されるため，基底細胞のメラニン含有量は減少し，併せてチロシナーゼの活性抑制効果により，くすみ，炎症後色素沈着にも有効です．表皮のターンオーバー亢

2. ケミカルピーリングの剥離深度による分類と使用薬剤

表Ⅲ-3 α-ヒドロキシ酸（AHA）の作用

標的器官・細胞	作用機序	効能
角層・表皮	角層の剥離，表皮のターンオーバー促進	くすみ
	角栓の除去	痤瘡
	メラニンの除去促進	色素沈着
線維芽細胞	増殖促進， コラーゲン・ヒアルロン酸産生促進	小じわ
メラノサイト	チロシナーゼ活性抑制	色素沈着

進に伴って，真皮の膠原線維，弾性線維，酸性ムコ多糖体の増加も見られ，小じわの改善にも寄与します（表Ⅲ-3）．

b．サリチル酸エタノール，サリチル酸マクロゴール

◆サリチル酸は，角質軟化・溶解作用を有し，サリチル酸エタノールとサリチル酸マクロゴールがピーリング剤として使用されています．

◆サリチル酸エタノールによるケミカルピーリングは施術中の痛みが強く，施術後のトラブルも多いため，至適濃度の設定が難しく，熟練者のみが使用しているのが現状で，初心者向きではないようです．

◆サリチル酸マクロゴールによるケミカルピーリングでは，サリチル酸とマクロゴールとの親和性が高いため，サリチル酸の放出が少なく，皮膚表面に塗布した場合，反応が角層のみにとどまります．そのため，サリチル酸マクロゴールは安全な剥離深達レベル1のピーリング剤といえます[3]．また，剤形がクリームなので，AHAなどのような液だれを心配する必要がないことも特長の一つです．

c．フェノール，トリクロロ酢酸（TCA）

◆フェノールやトリクロロ酢酸 trichloroacetic acid（TCA）の作用は，皮膚表面の蛋白変成作用，腐食作用によるもので，剥離深達レベル2以上の深いケミカルピーリングに適しています．東洋人においては特に，フェノールによるケミカルピーリングは瘢痕のおそれが強いため，真皮網状層までのケミカルピーリングではもっぱら35％TCAが用いられることが多いようです．

3. ピーリング剤は自家調合？ 製品を購入？

◆これらのピーリング剤は自家調合してもよいのですが，信用できるメーカーや代理店からあらかじめ各濃度，pHが調整された製品を購入することをお勧めします．調合の手間を省くだけでなく，常に安定した濃度，pHのピーリング剤を使用することがケミカルピーリングの基本になるからです．

◆当院では，比較的安価で入手しやすいという理由もあって，長らくグリコール酸を使用していました．しかし，2016年7月1日に毒物及び劇物指定令が一部改正され，「3.6％以上のグリコール酸及びこれを含有する製剤」が新たに劇物に指定されたことにより，院内でのグリコール酸の扱いが大変煩雑になってしまいました．つまり，容器には白地に赤文字で「医薬用外劇物」と明記し，成分名・含量・分量の表示が必要になりました．また，毒物劇物管理責任者を決め，施錠できる専用の場所に保管し，実務については管理担当者を決め，管理簿を作成し，在庫量の把握等の管理体制をとることが義務づけられました．搬送についても，取扱い資格を持った会社が，盗難・飛散・紛失防止措置を講じ，運搬容器に入れたうえで行うことが義務づけられました．その他，「医薬用外毒物劇物危害防止規定」の策定や教育および訓練の実施なども行う必要があるようです．

◆そこで，当院では2016年より同じAHAの中で劇物指定されていない乳酸にピーリング剤を変更しました．乳酸には特有の酸臭があるようですが，患者はそれほど気にならないようで，変更後もこれまでに特段指摘を受けたことはありません．当院におけるグリコール酸と乳酸の濃度とpHの対応を表Ⅲ-4に示します．

表Ⅲ-4　当院におけるグリコール酸と乳酸の対応

グリコール酸 20%（pH3.0）	グリコール酸 30%（pH3.0）	グリコール酸 40%（pH3.0）	グリコール酸 50%（pH3.0）
乳酸 5%（pH3.0）	乳酸 10%（pH3.0）	乳酸 20%（pH3.0）	乳酸 10%（pH2.0）

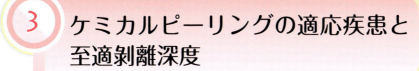

3 ケミカルピーリングの適応疾患と至適剥離深度

◆ガイドラインでは Evidence-based medicine（EBM）に基づいて推奨される疾患として，痤瘡，日光（性）黒子，肝斑，雀卵斑，炎症後色素沈着，小じわの6疾患（病態）を挙げています（表Ⅲ-5）[1, 4]．

1. 痤瘡

◆ガイドラインで最も適応の高い疾患として推奨されています．当院では，以前はもっぱらグリコール酸によるケミカルピーリングを行っていましたが，最近，先に述べた通り，グリコール酸が劇物に指定されたことを受けて，乳酸に変更しました（表Ⅲ-4 に対応表）．

◆痤瘡としての症状・重症度，ベースの皮膚の状態に応じて，5％乳酸（pH3.0）か10％乳酸（pH3.0）のピーリング剤から開始し，基本的に2週間隔で，2回ごとに1ランクずつ濃度を上げていきます．そして，最終的に20％乳酸（pH3.0）か10％乳酸（pH2.0）で維持するようにしています．

◆施術前に患者に対して，「6回を1クールとしますが，それでにきびが完治したり，肌質が変わってにきびが全くできなくなるわけではありません」ということを強調しておきます．約6回終了して，個々の患者のMax濃度に達し，ある程度効果が現れたら，患者の希望に応じて，2〜4週間に1回，維持療法として継続することを勧めています．

◆一般的な尋常性痤瘡であれば思春期の間，集簇性痤瘡などでは長期間にわたって，毛包漏斗部の角化異常をケミカルピーリングによってコントロールすることが，痤瘡の予防には非常に重要だと考えています．また，

表Ⅲ-5 ケミカルピーリングの EBM に基づいた疾患に対する推奨度 [1, 4]

疾患		試薬名	推奨度
座瘡	非炎症性皮疹 炎症性皮疹	グリコール酸 サリチル酸（マクロゴール基剤） サリチル酸（エタノール基剤）	C1 C1 C2
	陥凹性瘢痕	グリコール酸 トリクロロ酢酸	C2# C2
日光（性）黒子	小斑型	グリコール酸 サリチル酸（マクロゴール基剤） サリチル酸（エタノール基剤）	C1 C1 C2#
	大斑型	トリクロロ酢酸	C2#
肝斑		グリコール酸 サリチル酸（マクロゴール基剤） サリチル酸（エタノール基剤） 乳酸 トリクロロ酢酸	C2# C2 C2# C2# C2#
雀卵斑		グリコール酸	C2
炎症後色素沈着		グリコール酸	C2#
小じわ		グリコール酸 サリチル酸（マクロゴール基剤）	C1 C1

推奨度 C1：良質な根拠は少ないが，選択肢の一つとして推奨する
推奨度 C2：十分な根拠がないので，現時点では推奨できない（有効のエビデンスがない，あるいは無効であるエビデンスがある）
（#：欧米の報告を参考とした）

患者の個人的な事情によって，施術が長期間行われなかった場合，低濃度のピーリング剤から再開しますが，濃度の上げ方については，患者の希望，反応などを見ながらフレキシブルに対応しています．

◆座瘡瘢痕に関しては，AHA による最浅層～浅層ピーリングでは全く不十分で，TCA などを用いた中間層～深層ピーリングによるリサーフェシングの適応になります．しかし，最近ではフラクショナルレーザーによる治療が選択されることのほうが多くなってきているようです[5]．これは 2004 年に，Manstein ら[6] によって提唱された fractional photothermolysis という概念に基づいて開発されたもので，微細なレーザーを一定

間隔で無数に照射することによって，皮膚を蜂巣状に熱凝固，蒸散させるものです．皮膚表面を一様に剥皮する従来型の炭酸ガスレーザーに比べて，上皮化が早く，術後の疼痛・浸出液も少なくダウンタイムを大幅に減少できるという特長を有しています[7,8]．

2. 肝斑，炎症後色素沈着，雀卵斑

◆基本的に AHA による最浅層ケミカルピーリングが行われます．当院では乳酸を用い，痤瘡と同様に，2週に1回のプロトコールで，徐々に濃度を上げていきますが，ほとんどの症例で20％乳酸（pH3.0）を Max にしています．肝斑ではハイドロキノンなどの美白剤の外用を原則併用しています．肝斑の治療は，完治・根治させるというよりは，ある程度改善させて，ある年齢までそれを維持することが目的だと考えています（治療を中止すれば，元に戻ります）．ですから，患者の通いやすい頻度で，可能な限り長く治療を継続することを勧めています．

3. 日光性黒子（老人性色素斑）

◆日光性黒子の病態は表皮の光老化現象で，表皮内におけるメラニンの沈着だけでなく，組織学的にわずかな角質増殖，表皮肥厚を呈します．ですから，浅層ピーリングより，TCA などによる中間層～深層ピーリングでなければ満足のいく効果は得られません．深めのケミカルピーリングでは少なからずダウンタイムがあり，炎症後色素沈着が生じることもあるので注意が必要です．当院では日光性黒子の治療にはもっぱらレーザーを使用し，ケミカルピーリングを行うことはほとんどありません．

4. 小じわ

◆剥離深達レベル2～3のケミカルピーリングは角層，表皮，真皮乳頭層の皮膚のリモデリングを誘導することにより，皮膚のきめを改善し，小じわを伸ばす効果があります[1]．また，角層が表皮構築を支配し，真皮乳頭層は表皮基底細胞の影響を受けていると考えると[9]，剥離が角層にとどまる最浅層ピーリングでも，継続することにより小じわ改善効果は十分に

期待できます．ただし，真皮の弾力線維の変性を伴う深いしわやいわゆる表情じわにはもちろん効果はないので，ヒアルロン酸などのフィラーやボツリヌス毒素による治療が選択されます．

◆また，前述のフラクショナルレーザーによるリサーフェシングも，小じわには高い効果があるので[7]，どちらを選択するかは，治療効果と発現の早さ，ダウンタイムについて，よく説明したうえで患者自身に選択してもらうことになります．

5.「何となく肌をきれいにしたい」，「化粧ののりをよくしたい」，「くすみの改善」，「毛穴の開きが気になる」

◆"ケミカルピーリングを行っています"と掲げると，ガイドラインで挙げられた特定の皮膚疾患ではなく，上記のような何となく漠然とした希望によってケミカルピーリングをはじめる人が案外多いような印象です．剝離深達レベル1の最浅層ピーリングを行うと，最外層の古い角層が取れて，肌はなめらかに，明るいトーンになるので，患者満足度は非常に高く，多くの方がリピーターになります．

◆このような希望の患者はダウンタイムを好まないので，ややエステ感覚でできる最浅層ピーリングは逆に安心感があるようです．くすみを気にしている患者にはハイドロキノンなどの美白剤の併用を，毛穴の開きを気にしている患者にはビタミンCのイオン導入を併せて行うことを勧めています．

◆頻度としては1ヵ月に1回ほどの施術を勧めていますが，施術時には，担当ナースから自宅でのスキンケアについて指導してもらったり，ちょっとした皮膚トラブルについて相談したり，有意義な時間を過ごしているようです．またナースのほうも，通常皮膚科診療よりも余裕をもって接することができるので，ときにはとりとめのない世間話も楽しんでいるようです．

4 当院での実際の手技
〜ごく簡単なマニュアルを作成しています〜

1. 洗　顔

◆化粧（メイク）やサンスクリーン剤などをクレンジングで落とした後，石鹸などで洗顔していただきます．洗顔方法については，けっして強く擦らないように指導します．当院では，ケミカルピーリングは一般診察室からやや離れた専用の個室で行っていますが，洗顔もピーリング患者専用のスペースを設けています（図Ⅲ-3）．

2. 診　察

◆施術直前にごく短時間診察しています．単純ヘルペスがないか，花粉症などにより皮膚を過剰に擦過した部分はないか，痤瘡の膿疱，丘疹部にびらんはないか等を簡単にチェックします．トラブルのある部位にはワセリンなどを塗布して，ピーリング剤が浸透しないように施術者に指示します．ほんの短時間でも医師が診察することにより，ケミカルピーリングという治療行為が医師の管理下で行われていることが明白になり，患者の安心感は増すようです．

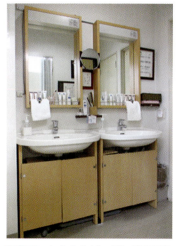

図Ⅲ-3　ケミカルピーリング患者専用パウダールーム

3. セッティング，プレトリートメント

◆ベッドに横になっていただき，首周りをタオルで覆い，髪の長い人はヘアバンドやシャワーキャップで髪をアップにして，全顔を露出させます．そして，水溶性の AHA を皮膚に十分に浸透させるため，皮表面の皮脂を取り除きます．当院では低濃度（5％）のグリコール酸で優しく拭き取るようにしています．

4. ピーリング剤の塗布（図Ⅲ-4）

◆適量（顔面1回あたり2～3mL）のピーリング剤を専用のカップに入れ，刷毛で塗布します．目の周りを避けて，前額→両頰→下顎へと素早く，スムーズに塗布していきます．約20秒以内に塗布が終了するようにしますが，強く反応させたい部位などは重ね塗りをします．

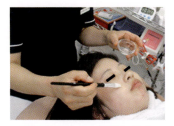

図Ⅲ-4　ピーリング剤の塗布
目や口，首に垂れ込まないように注意しながら素早く塗布します．

◆塗布後，患者の状態によって2～3分放置します．

5. ピーリング剤の除去（図Ⅲ-5）

◆弱アルカリ性の炭酸水素ナトリウム液などを用いてピーリング剤を中和し，ケミカルピーリングを停止させます．低濃度のピーリング剤なら，洗顔のみでもほとんど問題はありません．

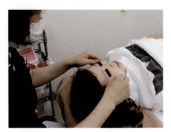

図Ⅲ-5　ピーリング剤の拭き取り

6. クーリング（図Ⅲ-6）

◆ピーリング剤塗布後は，塗布部がヒリヒリして火照るので，自覚症状がおさまるまで十分に冷水や氷水を使って冷却します．当院では，これを冷やしたアルジネートパックで行っています．ややコストはかかりますが，保湿効果もあり，患者満足度は高いようです．

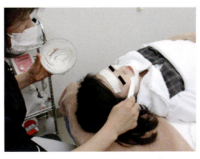

図Ⅲ-6　クーリングのためのパック

7. 術後処置，保湿（図Ⅲ-7）

◆パックを丁寧に拭き取り，保湿乳液などで保湿を十分に行います．痤瘡患者の場合，保湿に先立ち，希望に応じて面皰圧出を行います．通常の状態で行うより，ケミカルピーリング後ははるかに圧出しやすく，圧出時の患者の痛みも軽いようです．また，面皰のみならず膿疱の圧出排膿も容易になり，これにより痤瘡の症状改善速

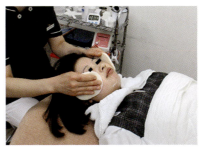

図Ⅲ-7　術後処置・保湿
パックを丁寧に拭き取り，保湿を十分に行います．

度を大幅に早めることができます．圧出時の痛みと圧出部の少量の出血，痂皮化を患者が受け入れることができれば積極的に行うべき治療だと思います．ピーリングのすべての過程が終了した後は，そのまま帰宅していただいてもいいですし，外出，お仕事に行かれる方は，先ほどのパウダールームで日焼け止めやメイクアップをして帰っていただいています．

5 ケミカルピーリング禁忌・不適の患者とはどんな人でしょう？

1. 禁忌

- アクティブな単純ヘルペス患者
- アトピー性皮膚炎，脂漏性皮膚炎などで顔面の湿疹病変が顕著な患者
- 顔面にウイルス性疣贅など感染性疾患がある患者
- 顔面外傷，手術後の患者

2. 不適

- 花粉症，風邪などで鼻を強くかんだり，顔面を擦り，角層に傷がありそうな人

⇨軽度なら施術前に患部にワセリンなどを塗り，ピーリング剤が反応しないようにして施術することが可能です．

- 効果に過大な期待を持っている人．「肌質が生まれ変わる」，「にきびが完治する」と信じ込んでいる人
- 屋外労働などで，施術後の遮光が十分にできない人
- 顔面の皮膚の感覚が非常に鋭敏な人

⇨ごくまれに，ピーリング剤塗布時のピリピリ感がどうしても我慢できない人がいます．このような場合，当日は早めにピーリング剤を停止し，クーリングを長めに行います．次の施術からは5％乳酸（pH3.0）を半分に希釈して行い，それでもピリピリ感が続く場合は，以後のケミカルピーリングはキャンセルするようにしています．

6 「ケミカルピーリングは医師の負担を増やさずに収益増につながる」と言われました．本当でしょうか？

1. 初期投資（器材・人件費）

◆確かに，ケミカルピーリング導入にあたっては，ピーリング剤も使用する器材も非常に安価に入手できるので，レーザーのような莫大な初期投資は必要ありません．しかし，専任スタッフを雇用するとなると人件費は馬鹿になりません．一定以上の施術数がなければ，赤字事業になってしまうこともありえます．特に開業医にとっては，常に悩みの種になるのはスタッフの雇用・労務の問題ですので，専任スタッフの雇用・教育が必要になることは，それなりのストレスです．当院では，ナースに施術をお願いしていますが，突然のキャンセルなどで手が空いている時は一般診療の補助をしてくださるので，逆にとても助かっています．

2. すべてスタッフに任せきりにしない

◆また，皮膚科クリニックでのケミカルピーリングを希望する患者は，皮膚科医師との何かしらのかかわりを求めているような気がします．ですから，医師が全く関与しないのは逆にトラブルの元凶となるかもしれません．当院でこれまでケミカルピーリングに関して，開院以来一度も大きなトラブルを経験していないのは，施術前に必ず担当医がごく簡単な診察をしているということが理由の一つだと思っています．

3. 混合診療禁止に抵触

◆さらに，痤瘡患者にケミカルピーリングを行いながら，痤瘡治療薬を処方すると混合診療禁止に抵触する可能性があります．ですから，原則として痤瘡患者に対して保険適用の痤瘡の治療や処方とケミカルピーリングを同時に行うことはできません．つまり，これまで保険診療を行ってきた痤瘡患者にケミカルピーリングを勧め，実際に行うということは，自由診療患者が一人増えると同時に，保険診療患者が一人減ることを意味します．そうした意味でも，それほど「単純に収益が上がる事業」とは安易に考えられないと思います．

4. 治療パターンをいくつか持つことは重要

◆しかし，痤瘡患者に限らず，患者の治療に対するニーズが多様化している現代にあって，いくつかの治療パターンを持っていることはとても大事なことだと考えています．日常診療の中でも，特に痤瘡患者は「"にきび"を"痤瘡"と診断され，ありきたりの治療薬を処方されるだけ」の治療には物足りなくなって，辟易としていると肌で感じることがあります．痤瘡に限らず，「薬をもらうだけなら，薬局に行くのと同じじゃないか？」とは絶対に言われたくないと思って診療しています．

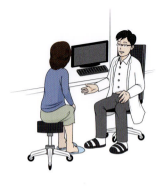
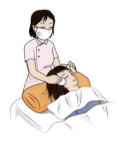

7. 実際にケミカルピーリングで困ったケースを教えてください

1. 小学生がケミカルピーリングを希望してきた場合

◆小学生がケミカルピーリングを希望してきたケースは当院でも数例の経験があります．全例，子役やモデルをやっているお子さんで，オーディション前などに母親に連れられて受診してきました．当初は「どうしたものか？」と悩んだのですが，希望する親子の真剣なまなざしを見て，「オーディション合格」という至上命題に協力すべく，お受けしました．付け焼き刃的なケミカルピーリングがどの程度役に立つのかはわかりませんが，最浅層ピーリングの中でも最もマイルドなピーリング剤を用いて行っています．その後のオーディションの結果は特に確かめていません．

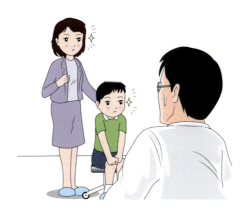

Ⅲ．ケミカルピーリング

2. 定期的に来院できない患者に対する施術，指導

◆「肌をきれいにしたい．にきびを完全に治したい．……でも忙しくて通えない．どうしたらいいですか？」この類の質問は日常診療の中でも，アトピー性皮膚炎や尋常性乾癬などの慢性皮膚疾患患者から受けることがあります．

◆本来は「良くなりたいのなら，自分のことなのだから，自分で都合をつけて，時間を作って通ってください」ということになるのだと思います．しかし，私は一般皮膚科診療でも，美容皮膚科診療でも「それならば，無理なく通える範囲で結構ですから，可能な限り通ってください．ただし，不定期に思いついた時に受診するのではなく，次にいつごろ受診できるかを教えてください．そのうえで，自宅でのケアなどを工夫して，治療計画を立てていきましょう」と申し上げます．受診する頻度が低ければ，当然治療効果に限界があるわけですが，「与えられた条件下で，できる限りのことをする」というスタンスで行うようにしています．

◆特に，美容皮膚科の場合は，施術そのものが楽しくなくてはいけないというのが私の持論ですので，人それぞれ自分のペースで通っていただき，多少なりとも効果が現れて，それに喜びを感じていただければそれでいいと思っています．むしろ，それが自宅でのスキンケアをしっかり行うことのモチベーションになるのではないかと思っています．

3. ケミカルピーリング直後に顔面が赤くなったと訴える患者

◆この場合，アトピー性皮膚炎や脂漏性皮膚炎などの軽微な湿疹病変や，花粉症・風邪などで鼻の周囲を擦ってできた角層の微細な傷にピーリング剤が反応したことによる例がほとんどです．施術前の診察で検知して，その部位にワセリンなどを外用して施術すれば問題ないのですが，なかなかそこまで気づくことができないこともあります．

◆ピーリング剤塗布中に「痛いところがあったら教えてください」と必ず声をかけ，痛みがあった部位はすぐに停止すれば大きなトラブルは未然に防ぐことができます．実際に起きてしまった場合には，通常より長めにクー

リングを行い，ステロイド外用剤を患部に塗布します．
◆そして，どうしてこのようなトラブルが起きたのかを，推察でよいので患者に丁寧に説明します．このようなトラブルの可能性は，もちろん事前にインフォームド・コンセントで説明していますが,「最初に説明した通り，このようなトラブルは起きうるのです．あなたもそれに同意してここにサインしているでしょ」というような態度は絶対に取らないほうがよいと思います．おとなしい患者をモンスターにしてしまう可能性があります．剝離深達レベル1の最浅層ピーリングでは，この程度のトラブルはどんなに長くても1週間以内に問題なく回復します．施術後の紫外線回避をいつも以上に強調し，「心配なことがあったら，いつでも受診してください」と言って帰します．

4. ケミカルピーリングを数回行ったが肌質が変わらないと言う患者

◆おそらく，ケミカルピーリングに過度な期待を抱き過ぎていたのだと思います．当然,「"ケミカルピーリングを数回行えば，肌質が見違えるように変わり，これまでの悩みはすべて解決される"わけではない」ということは，事前のインフォームド・コンセントで告知されたはずなのですが，どうしても理解できない人というのは存在します．

◆私はインフォームド・コンセントで,「この人はどうも理解できそうもないな」と判断したら,逆に施術しないようにお勧めしています．すると，逆に患者のほうが「それでもいいから，一度やってみたい．やってください」というような反応をすることがあります．そのような関係を保ったうえで，実際にケミカルピーリングを行い，一時的でもある程度の効果が出ると，不思議とその効果に満足し，リピーターになっていくことがあります．美容皮膚科など自由診療では，ときに医師—患者関係がねじれることがあります．患者側が「来てあげた．自費診療だから私はお客様」的になると，せっかくのケミカルピーリングというEBMに基づいた素晴らしい治療手技の良いところが逆に隠れてしまうような気がします．

8 ビタミンCのイオン導入の理論と手技

1. ドラッグデリバリーシステムとしてのイオン導入

◆物質の経皮吸収経路には経表皮経路と経付属器経路があります．透過速度そのものは，実際に表面に孔（pore）を有する経付属器経路のほうがおよそ10倍速いとされていますが，皮膚表面における占有率を考慮すると，薬剤を含む化学物質のほとんどは経表皮的に吸収されると考えられています．経表皮経路におけるメインバリアは角層なので，これをいかに効率よく通過するかによって，経皮吸収の度合いは左右されます．その吸収を促進する方法（ドラッグデリバリーシステム）として，イオン導入，エレクトロポレーション，超音波導入などがあります．

◆このうち，イオン導入は電気反発力によりイオン性薬物の経皮吸収を促進する方法です．つまり，異なった皮膚の2極に低い電圧をかけ微弱な電流を流し，それによって生じる電気反発力によってイオン性物質の経皮吸収を促進させます．吸収させたい物質がマイナス荷電物質なら陰極側に，プラス荷電物質なら陽極側に置いて電流を流します．

◆これをビタミンC誘導体の一つであるアスコルビルリン酸ナトリウム（VCPNa）を例にとって説明してみます．VCPNaは水溶液中では，プラスイオンのナトリウム（Na^+）とマイナスイオンのL-アスコルビン酸2リン酸（$Asc-2P^-$）に電離した状態で存在しています（図Ⅲ-8）．この水溶液中に電流を流すと，マイナス電極側にプラスイオンのNa^+が，プラス電極側にマイナスイオンの$Asc-2P^-$が吸着されます（図Ⅲ-9）．これを実際に人体皮膚で行ったものを模式化したのが図Ⅲ-10です．これによ

8. ビタミンCのイオン導入の理論と手技

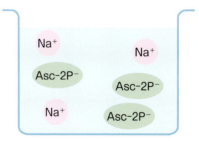

図Ⅲ-8　アスコルビルリン酸ナトリウム（VCPNa）水溶液
VCPNa は水溶液中 Na^+ と L-アスコルビン酸2リン酸（$Asc-2P^-$）に電離した状態で存在します．

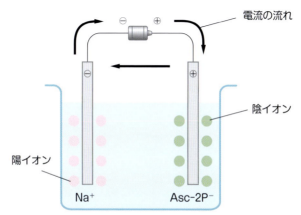

図Ⅲ-9　アスコルビルリン酸ナトリウム（VCPNa）の電気分解
VCPNa 水溶液に電流を流すとマイナス電極側に陽イオンの Na^+ が，プラス電極側に陰イオンの $Asc-2P^-$ が吸着されます．つまり $Asc-2P^-$ はマイナスの電極から反発力を受けることになります．

り，マイナスイオンの $Asc-2P^-$ がマイナス電極側から電気的反発力を受け，表皮内に吸収されやすくなる（吸い込まれていくイメージ）という仕組みです．
◆ですから，イオン導入に適した物質とは，水溶性でイオン化するもので，分子量が正常角層を通過できる 500 以下であることが条件となります．また，リン酸化型ビタミンCなどの場合，リン酸などの誘導体を切り離す酵素が皮内に存在することも条件になります．ビタミンCのリン酸化

Ⅲ. ケミカルピーリング

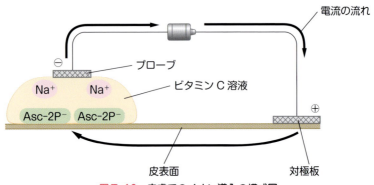

図Ⅲ-10　皮膚でのイオン導入の模式図

マイナスイオンのAsc-2P⁻が皮表面側に引かれるため（マイナス電極より押し込まれる），皮膚に浸透しやすくなります（「マイナスで導入」と呼びます）．プラスイオン（陽イオン）を導入させたければ電流の流れを逆にします（「プラスで導入」と呼びます）．

合物では，表皮内のホスファターゼによってリン酸が切り離され，ビタミンCが放出されることになります．ですから，皮表面ではビタミンCはリン酸により安定化し，酸化されにくく，表皮内で単体となりビタミンCそれ自体の効果を発揮できるという利点があります．

◆イオン導入による化学物質の経皮吸収の度合いは流れる電気量に比例します．通常，イオン導入器表示値 0.5mA で人体内では約 0.04mA の電流が流れますが，これにより皮膚構造そのものには，大きな影響は及ぼさないとされています[10]．

2. ビタミンC，各種ビタミンC誘導体について

◆ビタミンCは生体内で美白作用，抗酸化作用，コラーゲン合成促進・分解抑制など，さまざまなアンチエイジング作用を有し，化粧品の原料としてもよく使用されています．しかし，純粋な状態では水溶液にすると非常に不安定で，すぐに酸化して失活してしまいます．このようなビタミンCが効率的に角層を透過し，表皮内に浸透するためには，ビタミンCにリン酸などを結合させてビタミンC誘導体として安定化させることが必要です（図Ⅲ-11）．

8. ビタミンCのイオン導入の理論と手技

L-アスコルビン酸（ビタミンC [VC]）

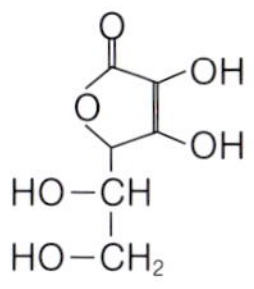

生体内でさまざまな重要な働きをするが，化学的に不安定で分解されやすく，皮膚へ経皮浸透されにくいという性質がある．

アスコルビルリン酸マグネシウム（VCPMg）

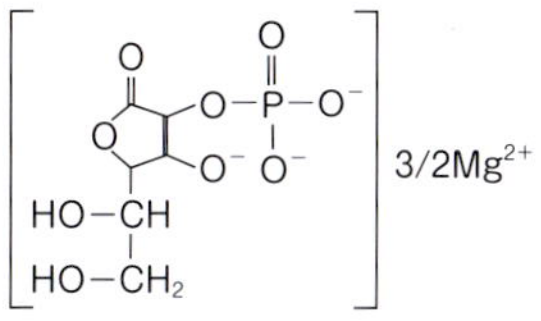

ビタミンCにリン酸を結合させ安定化し，経皮浸透性を高めた水溶性のビタミンC誘導体のMg塩．VCPNaと比較すると，安定性が高いが，水への溶解性はやや低い．浸透後はリン酸エステル加水分解酵素によってビタミンCに変換される．

アスコルビルリン酸ナトリウム（VCPNa）

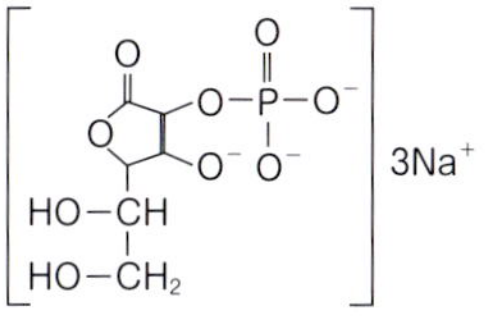

ビタミンCにリン酸を結合させ安定化し，経皮浸透性を高めた水溶性のビタミンC誘導体のNa塩．VCPMgと比較すると安定性はやや低いが，水への溶解性が高い．

テトラヘキシルデカン酸アスコルビル（VCIP）

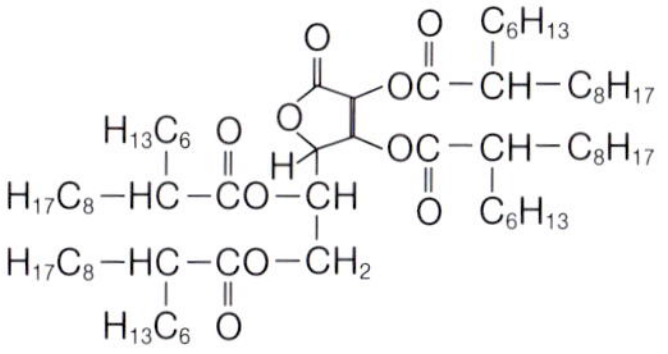

ビタミンCにヘキシルデカン酸4分子を結合させ，安定化した油溶性のビタミンC誘導体．浸透後はエステル分解酵素によってビタミンCに変換される．

アスコルビルトコフェリルリン酸カリウム（VCVE）

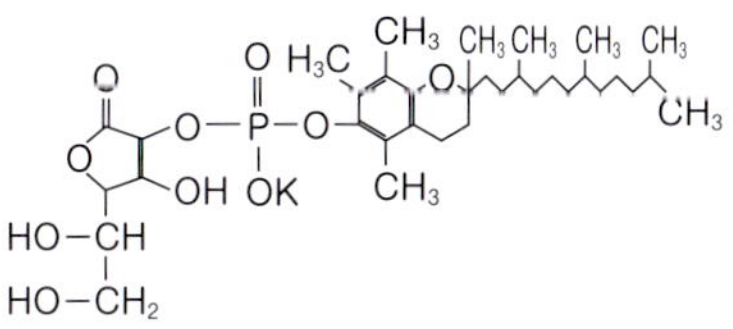

ビタミンCにリン酸を介してα-トコフェロール（ビタミンE）を結合させた水溶性のビタミンC誘導体．抗酸化作用が強い．

アスコルビン酸グルコシド（VCG）

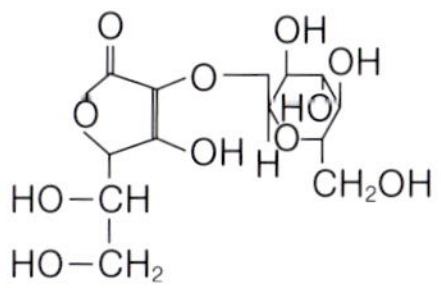

ビタミンCにグルコースをβ結合させた水溶性のビタミンC誘導体．安定性が高い．

図Ⅲ-11　ビタミンCと主なビタミンC誘導体

a. ビタミンC（L-アスコルビン酸）

◆化学的に非常に不安定で酸化されやすく，酸化されるとデヒドロアスコルビン酸となり，ラジカルを生成し，細胞毒性を持ちます．経皮吸収もされにくく，イオン導入に向かないばかりでなく，アスコルビン酸のままでは，基礎化粧品への配合も困難になります．

b. アスコルビルリン酸ナトリウム（VCPNa）

◆ビタミンCにリン酸を結合させて安定化させ，経皮浸透性を高めた水溶性ビタミンC誘導体のナトリウム塩．生体内でホスファターゼなどによって容易に加水分解され，ビタミンCとしての活性を示します．アスコルビルリン酸マグネシウム（VCPMg）に比べると安定性は劣りますが，水への溶解性が非常に高いので，イオン導入に最も適しています．

c. アスコルビルリン酸マグネシウム（VCPMg）

◆VCPNaと同様にビタミンCにリン酸を結合させ，安定化させたビタミンC誘導体のマグネシウム塩．VCPNaに比べると，安定性は高いのですが，可溶性には劣ります．実際のイオン導入には安定性と可溶性の両方の観点から，VCPNaとVCPMgの2種を配合したものが用いられることもあります．

d. パルミチン酸アスコルビン酸3ナトリウム（APPS）

◆親水性と親油性の両方の性質を持つので，経皮吸収率はいいのですが，界面活性作用を持つことから泡が立ちやすいという欠点があります．VCPNaやVCPMgに比べると分子量が大きく，水にも溶解しにくいのですが，イオン導入は可能です．

e. テトラヘキシルデカン酸アスコルビル（VCIP）

◆ビタミンCにヘキシルデカン酸4分子を結合させて安定化させた親油性のビタミンC誘導体で，浸透後はエステル分解酵素によってビタミンCに変換されます．親油性のためイオン導入には不向きです．

f. アスコルビン酸グルコシド（VCG）

◆ビタミンCにグルコースをβ結合させた水溶性のビタミンC誘導体で，製剤中での安定性が高いので，化粧品の成分としてよく使われます．分子量が大きいので，イオン導入には不向きです．また，皮膚にはグルコース

8. ビタミンCのイオン導入の理論と手技

を切り離す酵素が少ないので，浸透してもビタミンCに変換されにくいようです．

g．アスコルビルトコフェリルリン酸カリウム（VCVE）

◆ビタミンCにリン酸を介して，α-トコフェロール（ビタミンE）を結合させた水溶性のビタミンC誘導体で，ビタミンEとの相乗作用により抗酸化作用が強いという特長を有します．

3．イオン導入の手技

◆当院では基本的にイオン導入をケミカルピーリングのオプションとして，ピーリング剤の除去，クーリングに引き続いて行っています．使用機器はタカラベルモント社のベルアイオノス™（図Ⅲ-12）で，主にVCPNa水溶液を導入しています．この機器にはイオン導入機能しかありませんが，他社製品では超音波導入機能も併せ持っているものもあります．

◆セッティングは，VCPNaを浸したシートマスクで顔面を覆い，対極板を手首に装着します（図Ⅲ-13）．その後，ローラー導子（マイナス端子）をゆっくり，優しくローリングしながら，顔面全体に約5分間導入します（図Ⅲ-14）．導入中はイオン導入器の電流出力表示ランプが0.4～0.6mAになるように出力を調整します．イオン導入を併せて行うと，施術後の乾燥感，ツッパリ感がより強く出る傾向があるので，施術後の保湿は，よりしっかり行うようにしています．

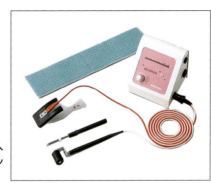

図Ⅲ-12 当院で使用しているイオン導入器，タカラベルモント社のベルアイオノス™

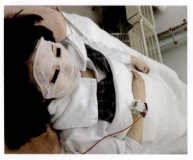

図Ⅲ-13 イオン導入のセッティング
VCPNa水溶液をたっぷり浸したシートマスクで顔面全体を覆い，クリップ導子になっている対極板を手首に装着します．

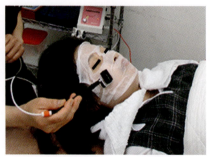

図Ⅲ-14 イオン導入の様子
ローラー導子をゆっくり，優しくローリングしながら，顔面全体に約5分間導入します．

■文 献

1) 古川福実 他：日本皮膚科学会ケミカルピーリングガイドライン（改訂第3版）．日皮会誌 **118**：347-355, 2008
2) 山本有紀 他：ケミカルピーリングガイドラインの解説．皮膚科医がはじめるCosmetic Dermatology，南江堂，37-42, 2003
3) 上田説子：日常診療における美容皮膚科・美容皮膚外科のコツ ケミカルピーリング．MB Derma **118**：162-171, 2006
4) 山本有紀：ケミカルピーリングの新常識！5年前とどう違うの？教えてください！．J Visual Dermatol **12**：676-677, 2013
5) 須賀 康 他：ニキビ瘢痕に効果的な治療法とは？フラクショナルレーザーの威力．J Visual Dermatol **12**：670-672, 2013
6) Manstein D, et al：Fractional photothemolysis：a new consept for cutaneous remodeling using microscopic patterns of thermal injury. Laser Surg Med **34**：426-438, 2004
7) 河野太郎 他：日常診療における美容皮膚科・美容皮膚外科のコツ フラクセルレーザーによるskin rejuvenation．MB Derma **118**：153-156, 2006
8) 河野太郎 他：光老化 しわの診断と治療．皮膚臨床 **60**：929-935, 2018
9) 今山修平 他：Chemical peeling：作用機序の理解とその実際．日皮会誌 **110**：2001-2002, 2000
10) 三宅明子：美容医療領域におけるイオントフォレーシスの活用と今後の展望．薬剤学 **70**：202-207, 2010

IV

ボツリヌス毒素による表情じわの治療

Ⅳ．ボツリヌス毒素による表情じわの治療

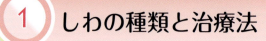

1 しわの種類と治療法

◆一般的に"しわ"と呼ばれている皮膚の老化現象をその成因およびダメージ部位から分類すると，

①皮膚表層の乾燥から生じる"小じわ"
②紫外線などの影響によって真皮の膠原線維，弾性線維が変性して生じる"真皮性のしわ（大じわ）"
③表情筋の収縮によって生じる"表情じわ"
④重力に顔面の筋肉が抗しきれなくなった"たるみ"

の4種に便宜的に分けることが可能で，それぞれ治療法が異なります（表Ⅳ-1）．

1．小じわ

◆紫外線（UVB）曝露，擦過刺激などの皮膚表層への刺激は，角層の水

表Ⅳ-1　しわの分類と治療法

分　類	成　因	対応・治療
①小じわ	皮膚表層の乾燥，角化異常	ケミカルピーリング，トレチノイン外用
②真皮性のしわ（大じわ）	紫外線の影響などによる真皮線維成分の変性	フラクショナルレーザー，深めの剥離深度のケミカルピーリング，フィラー注入
③表情じわ	表情筋の過緊張，収縮	ボツリヌス毒素注入
④たるみ	筋力低下による皮膚軟部組織の垂れ下がり	フェイスリフト，スレッドリフト，フィラー注入

分量低下，表皮細胞の角化異常，表皮の肥厚などを惹起します．これらの表皮の変化は，その直下の組織である真皮乳頭層に大きな影響をもたらし，表皮から真皮乳頭層までの不均一な凹凸である小じわが形成されます[1]．

◆ですから，小じわにはケミカルピーリングやトレチノインの外用など，表皮のターンオーバーを亢進させる治療法が有効になります（Ⅲ章「ケミカルピーリング」参照）．

◆また，日常のスキンケアの中での保湿，日焼け止め，皮膚への過度な擦過刺激を避けるなどのスキンケア指導によっても症状の改善は大いに期待でき，これらを徹底することは予防としても非常に重要です．

2. 真皮性のしわ（大じわ）

◆主に紫外線（UVA，UVB）の影響で真皮の膠原線維および弾性線維が変性し，皮膚の弾力性，張力が低下することによって形成されます．

◆主病変部位は真皮網状層になるので，高周波（ラジオ波：RF），フラクショナルレーザーなどの光・熱作用によって，真皮の線維成分を変性・収縮させて，弾力性，張力を回復させる治療が有効です．つまり，真皮内に局所的に熱を発生させ，その際の生体反応によって老化した膠原線維や弾性線維を熱収縮・熱凝固させることにより，線維芽細胞の活性化を促します．さらに，線維成分のみならず，コンドロイチン硫酸，ムコ多糖体などの基質等も新生し，真皮内部での創傷治癒機転，再構築が誘導されると考えられています[2]．

◆この創傷治癒機転の再誘導が，しわを伸ばす機序になります．また，即時的にも真皮内の炎症，浮腫によって患者は皮膚のはりを実感することができます．一時的ではあっても，このような即時的効果は，患者の満足度を大きく高めることに役立ちます．

◆ケミカルピーリングの場合，通常のα-ヒドロキシ酸（AHA）などによる剥離深達レベル1の最浅層ピーリングはほとんど無効で，トリクロロ酢酸（TCA），フェノール等を用いた剥離深達レベル3～4の中間層～深層ピーリングでなければ効果は期待できません．

◆また，陥凹した部分に同様の成分を充填するという意味で，ヒアルロン

Ⅳ. ボツリヌス毒素による表情じわの治療

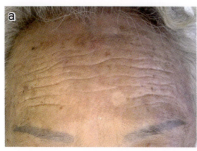 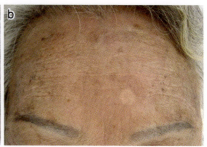

図Ⅳ-1　**前額の横じわ**（写真提供：ミルディス皮膚科 村上義之先生）
　　　　a. ヒアルロン酸注入前，b. ヒアルロン酸注入後

酸やヒト由来コラーゲンなどの各種フィラー注入療法も適応になります．ヒアルロン酸やヒト由来コラーゲンは生体内に存在するため，異物反応を起こすことは少なく，安全性が高い反面，生体内のヒアルロニダーゼやコラゲナーゼなどの分解酵素によって分解されてしまいます．ヒアルロン酸は長い線維様構造をとっていますが，最近の製剤は架橋を形成したり，粒状の構造にしたりして，局所に長くとどまるような工夫がなされています．
◆また，粘稠度が異なった製剤のラインナップもあり（ジュビダームビスタ®［アラガン社；2014年厚生労働省承認］，レスチレン®［ガルデルマ社；2015年厚生労働省承認］），部位や症状の程度によって使い分けができるようになっています（図Ⅳ-1，2）．

3. 表情筋の収縮による表情じわ

◆顔面では四肢などとは異なり，横紋筋が筋膜で境されずに，真皮網状層と皮下脂肪層に直接接着しています．そのため，顔面の筋肉を収縮・弛緩させることで，皮膚そのものが動き，いわゆる表情というものが形成されます．つまり，人間らしさの象徴である表情を形作っているのが表情じわそのものということができます．
◆しかし，表情筋の動きが過度になったり，筋肉が付着する真皮網状層に変形・不均一化が生じると，収縮・弛緩によって起こる皮膚組織の変形である表情じわが固定してしまったり，偏ったり，不均一化したりして，期待される表情発現と異なった"好まれざるしわ"となってしまいます．皺

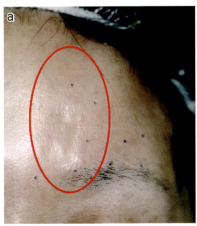 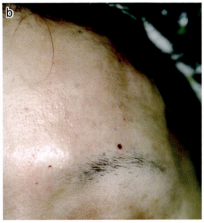

図Ⅳ-2　前額の剣創状強皮症の皮膚陥凹
a. ヒアルロン酸注入前，b. ヒアルロン酸注入後

眉筋の収縮による"眉間の縦じわ"（怒ったり，考え込んだりする表情が強いと生じます）や，眼輪筋の収縮による外眼角〜こめかみの"カラスの足あと"（笑いじわ）と呼ばれているものは，その代表例です．
◆これらは，神経終末においてアセチルコリン放出を抑制することにより筋弛緩作用を発現するボツリヌス毒素療法の，最もよい適応になります．

4．重力，筋力の低下によるたるみ

◆鼻唇溝のいわゆる"ほうれい線"が目立ってくる状態などは，まさに老化による顔面の筋力の低下によって，重力に顔面皮膚軟部組織が抗しきれなくなってきたことによる"たるみ"ということができます．
◆これらは，ある意味しわとは異なるので，治療にしてもフェイスリフト，スレッドリフトをはじめとした手術療法の適応となります．ただし，"ほうれい線"など，顔面の部分的に生じた凹みにヒアルロン酸などのフィラーを注入することによっても，ある程度外観を改善させることが可能です．

2 ボツリヌス毒素によるしわ治療の理論

◆ボツリヌス毒素は *Clostridium botulinum* によって産生される神経毒で，神経終末において，アセチルコリンの放出を抑制することにより筋弛緩作用および発汗抑制作用を発現します．これから述べる顔面の表情じわの治療のほか，眼瞼痙攣，片側顔面痙攣，痙性斜頸，痙縮（手足のつっぱり）や多汗症にも有効で，美容以外の疾患の治療では保険適応になっています（多汗症は重度腋窩多汗症のみ）．

1. 作用機序（図Ⅳ-3）

①ボツリヌス毒素の重鎖C末端が運動神経終末のレセプターに結合．
②ボツリヌス毒素はエンドサイトーシスによって神経細胞内に取り込まれ，エンドソームが形成されます．
③エンドソームからボツリヌス毒素の重鎖と軽鎖が細胞質内に侵入し，軽鎖がエキソサイトーシスに関与するSNAP-25（synaptosomal associated protein of 25kDa）を切断することによりアセチルコリン放出を阻害するとされています．

◆これらのボツリヌス毒素によって神経は機能的除神経を受けますが，側副枝の発芽によって筋線維上に新たな運動神経終板が形成され，神経筋伝達部の機能は次第に回復するとされています[3]．

◆また，汗腺組織においては腺細胞と基底膜の間に存在する筋上皮に作用して，汗が腺腔から導管へ導き出されるのを阻害することで発汗を抑制します．

2. ボツリヌス毒素によるしわ治療の理論

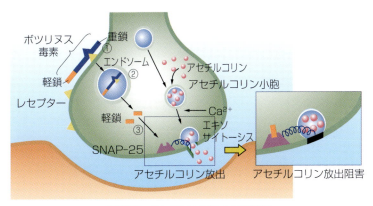

図Ⅳ-3　ボツリヌス毒素の作用機序

2. 使用製剤

◆ボツリヌス毒素にはA～G型の7種類あり，そのうち最も安定性に優れ，毒性も強いA型が製剤として使われています．

◆広く臨床的に使用されているのはアラガン社（アメリカ）のBotox®（日本ではボトックスビスタ®：図Ⅳ-4）ですが，そのほかイプセン社（イギリス）のDysport®，メルツ社（ドイツ）のXeomin®，蘭州生物製品研究所（中国）の衡力BTXA®，ハンスバイオメド社（韓国）のRegenox®などがあります．

◆それぞれ効力，薬価に違いがあり，しかも各々の製剤の投与量・単位には互換性がなく，各部位への使用単位数については，個別に決定されているので注意が必要です．

◆また，厚生労働省に認可されているボトックスビスタ®を除いては個人輸入しなければならないので，初心者は供給体制がしっかりしていて，手技に関する講習も随時受講できるボトック

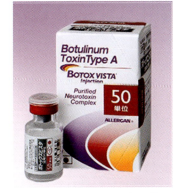

図Ⅳ-4　ボトックスビスタ®
（アラガン社）

スピスタ®を使用したほうが無難だと思います．

3. 表情じわへの応用

◆顔面の表情じわとは，泣く，笑う，怒るなどの感情を表現する際に生じるしわで，顔面の表情筋と呼ばれる筋膜を介さず皮膚に付着する筋肉の収縮や弛緩によって形作られます．

◆これらの表情筋を，前述のアセチルコリンの放出抑制という機序により，特異的に麻痺させることによって「下床の筋肉の弛緩＝表面の皮膚の伸展」を期待する治療が，ボツリヌス毒素による表情じわ治療です．ボツリヌス毒素製剤の局所注射により効果を注射部位にほぼ限定して発現させることができるため，標的とする表情筋のみを選択的に麻痺・弛緩させ，対象とする表面の表情じわの形成を抑制できます．ですから，実際の治療に際しては，標的とする表情筋の走行，厚み，部位（深さ）などについて三次元的な解剖の知識が不可欠になります（図Ⅳ-5）．

◆また，1回の投与で通常3～4ヵ月間効果は持続しますが，その作用は可逆的ですので，2～3ヵ月後から徐々に効果は減じていきます．逆に，注射時の薬剤の拡散によって近傍の標的外の筋肉の麻痺・弛緩による副作用が生じた場合でも，同様に回復します．つまり，3～4ヵ月後には効果も副作用も元に復し，3～4ヵ月後の自分に戻るということになります．

◆ですから，しわ治療全体の中でも，不可逆的な治療である外科的治療に比べると，患者側から見れば「試みやすい」，医療者側から見れば「勧めやすい」治療といえます．また，治療を繰り返すことによって，標的筋肉の筋力低下，表情の癖の改善が期待できるため，投与間隔は薬剤の効果持続期間よりも徐々に長くなっていくようです．

◆1992～1998年に諸外国で公表されたボツリヌス毒素製剤による眉間の縦じわに対する一般臨床報告のまとめを見ると[4]，有効性または改善率の記載のあった11報，合計666例において，改善率は75～100％，平均92％でした．また，副作用の発生率は，眼瞼下垂の発生率が0～18％，平均5％で，その他は出血斑，疼痛など実際の注射手技によると思われるものがほとんどであり，非常に有用な治療であることが実証され

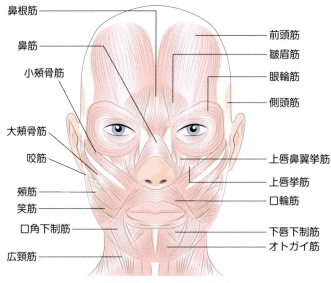

図Ⅳ-5　顔面表情筋の解剖

ています.

◆眉間やこめかみで表情じわが永年継続し,固定してしまい,無表情時にも目立つようになってしまったものに対しては,ヒアルロン酸などのフィラー注入を併用するとよいようです[5].

◆また,皺眉筋や前頭筋を標的にした治療後に,前額周囲の筋肉の緊張が緩むせいか,頑固な頭痛が軽快したという症例を,少なからず経験しています.

3 ボツリヌス毒素によるしわ治療の基本手技

1. 薬剤の調整

◆アラガン社製 Botox® は 1 バイアル 100 単位ですので，2.5mL の生理食塩水で溶解し，0.1mL で 4 単位のストック液を作成します（ボトックスビスタ® は 50 単位ですので 1.25mL で溶解します）．どのような希釈度でもよいのですが，同じ単位数でも，あまり少ない用量での注射はかえって誤差が大きくなりますし，用量が多いと注射時の疼痛が大きくなってしまいますので，このぐらいの希釈度が無難です．また，Botox® の場合は 2 単位ずつ注射量の増減を行うので，2 単位＝ 0.05mL というのは注射時の利便性という点でも好都合です．

◆シリンジは 1mL のものを使用しますが，内筒の先端が平坦なもののほうが，注入時に注入量を正しく把握しやすいと思います（図Ⅳ-6）．処置時にはこれに 30G の針を装着して注射します．

◆ストック液は数人分の溶液ということになりますが，溶解後 3 〜 4 日で徐々に失活してしまいますので注意が必要です．当院では，ボツリヌス毒素療法については，フリー予約ではなく，治療日を限定することによって無駄なく使用できるように工夫しています．

◆また，当然シリンジと針の間には遊びの部分がありますので，複数人数の注射に際して，注射量を単純に足し算しただけでは，ストック液は足りなくなってしまいます．

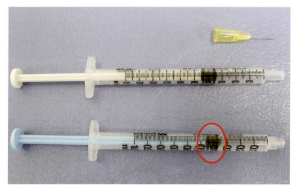

図Ⅳ-6　ボツリヌス毒素療法で使用するシリンジと針
内筒の先端が三角だと正確な分量を注射しにくい

2. 注射時の一般的注意事項

◆当院では，患者をベッドに枕のない状態で仰臥位で臥床させ，術者は患者の頭側に座って施術しています．注入部位を軽くアルコール綿などで清拭し，注入点をマーキングします．マーキングには後で消しやすいように，文具の水溶性ラインマーカーを使用しています．

◆マーキング部よりほんの少しだけずらして針を刺入し，ゆっくりと薬剤を注入します．この時，患者の痛みを少しでも和らげるため，標的筋肉をリラックスさせるように促します．約5分ほど軽く圧迫し，安静にしていただいたのち帰宅していただきます．

◆薬剤を標的筋肉以外に拡散させないためにも，施術当日はエステなども含めて顔面のマッサージなどは禁止します．効果はおよそ3〜4日で現れ，1週間ほどでピークになります．

3. 眉間の縦じわ

a. 注入点と注入部位（図Ⅳ-7：×）

◆鼻根部（鼻根筋）に1点，両側の眉毛内側直上（皺眉筋内側）に各1点，両側の眉毛内側1/3（瞳孔中心線の内側）で眉毛の1cm上（皺眉筋外側）に各1点の合計5箇所．

Ⅳ．ボツリヌス毒素による表情じわの治療

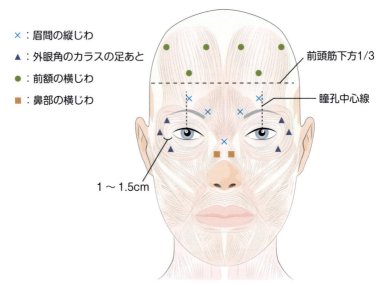

図Ⅳ-7　顔面へのボツリヌス毒素の代表的な注入点

◆皺眉筋は鼻根筋と前頭筋の深部を走行するため，皺眉筋への注入は骨膜のやや上部に注入するようにすると，皺眉筋以外への拡散を最小限に抑えることができます．高齢者で前頭筋への作用波及を絶対に回避したい場合は，皺眉筋外側への注入は省きます．

b．注入量

◆鼻根部（鼻根筋）4単位．両側の眉毛内側直上（皺眉筋内側）4単位，両側の眉毛内側1/3で眉毛の1cm上（皺眉筋外側）2～4単位．合計16～20単位．

c．注意点

◆眼窩上縁を左手の示指腹で前額方向に向けて軽く圧迫すると，皺眉筋の位置を確認しやすいうえ，薬剤が眼窩内に波及し上眼瞼挙筋を弛緩させてしまうことを予防できます（図Ⅳ-8, 9）．

◆万が一，眼窩内に薬剤が入ってしまい，上眼瞼挙筋麻痺による眼瞼下垂や複視が生じた場合には，α_1アドレナリン受容体刺激剤（散瞳剤）を1日3回，1～2滴点眼することで症状は改善するといわれています[6]．

3. ボツリヌス毒素によるしわ治療の基本手技

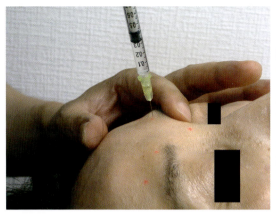

図Ⅳ-8　**眉間の縦じわへのボツリヌス毒素注射の実際**
眼窩上縁を施術者の左示指腹で圧迫し眼窩内に薬剤が侵入するのを防ぎます．シリンジを立てて，針を直角に皮膚に刺入し，骨膜上に薬剤を注入します．注入点はラインマーカーでマークし，実際の注射はマーク部より少しずらします．

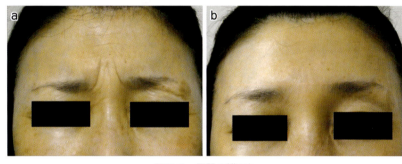

図Ⅳ-9　**眉間の縦じわ**
a．ボツリヌス毒素注射前，b．ボツリヌス毒素注射後

◆眉間の縦じわは無表情時でも深く刻まれ目立つことがあり，このような症例にはヒアルロン酸などのフィラー注入を併用します．

4．外眼角〜下眼瞼，カラスの足あと（crow's feet）（図Ⅳ-10）

a．注入点と注入部位（図Ⅳ-7：▲）

◆片側目尻，眼窩外側縁から約1〜1.5cm離して，眼輪筋外側に3点．ときに下眼瞼外側2/3付近の大頬骨筋付着部周辺にも1〜2点追加すると効果が上がります．原則，これを両側対称に注射します．

◆眼輪筋の筋腹は薄いので，皮下に注射すれば，作用は直下の筋肉に確実に波及します．

85

Ⅳ．ボツリヌス毒素による表情じわの治療

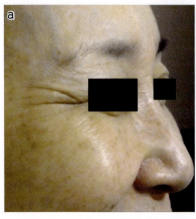
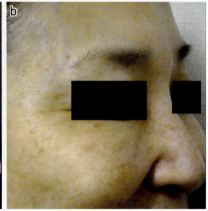

図Ⅳ-10　外眼角のカラスの足あと
a．ボツリヌス毒素注射前，b．ボツリヌス毒素注射後

◆また，中高年以降の女性に好発する汗管腫が眼囲に併発している場合は，ボツリヌス毒素の発汗抑制作用により，一時的ではありますが汗管腫が目立たなくなるという望外の効果がみられます．

b．注入量
◆各点にそれぞれ2～4単位．合計12～40単位．

c．注意点
◆眼瞼の皮膚は薄いので，皮下出血による紫斑に十分に注意します．

5．前額の横じわ

a．注入点と注入部位（図Ⅳ-7：●）
◆前頭筋の筋体中央付近にジグザグに5～7点．皮下出血を避けるため，筋体に直接注入せず，皮下に注射し，薬剤が筋層に浸潤していくようにします．前額部皮下には前頭筋しか存在しないため，皮下への注射による筋層への薬剤波及で十分な効果が期待できます．

b．注入量
◆各点に2単位．合計10～14単位．

c．注意点
◆眉毛下垂，下方固定を防ぐため，前頭筋下方1/3領域（眉毛上1～1.5cm）

への注射や横じわ全長にわたっての投与は避けます．特に，開眼時に前頭筋が上眼瞼挙筋のアシストをしているような高齢者では注意が必要です．また，前頭筋の外側線維の収縮によって深いしわが形成されている場合は，眼窩縁から約1cm離して1～2単位注射を追加します．総じて前額の横じわの場合，前額そのものの大きさに個人差があるうえ，しわの形状も個々のバリエーションが大きいので，注入点，注入量もそれに合わせて臨機応変に対応します．

6. 鼻部の横じわ

a. 注入点と注入部位（図Ⅳ-7：■）
◆鼻根筋の中央に2点．

b. 注入量
◆2～4単位．

c. 注意点
◆鼻根筋の収縮によって生じる横じわにはボツリヌス毒素の効果はありますが，横じわが眉毛の内側皮膚の垂れ下がりが原因であることも多く，この場合はヒアルロン酸などのフィラー注入のほうが効果があります．

7. 重度腋窩多汗症

a. 薬剤の調整
◆日常生活に支障をきたすほどの重度腋窩多汗症の場合，ボツリヌス毒素治療は保険適応になっているので，通常グラクソ・スミスクライン社製のボトックス®100単位を使用します．
◆薬剤の調整は当院ではしわの治療と異なり，ボトックス®1バイアル（100単位）を6mLの生理食塩水に溶解し，1mL＝約16.7単位のシリンジを6本用意します．

b. 注入点，注入部位，注入量（図Ⅳ-11）
◆腋窩腋毛部全体を3分割して，1区画に1mLのシリンジ（約16.7単位）1本分を注入します．1箇所の注入量には細かくこだわらず，1区画に1mLをまんべんなく注入し，片側腋窩に合計50単位注射するようにし

Ⅳ．ボツリヌス毒素による表情じわの治療

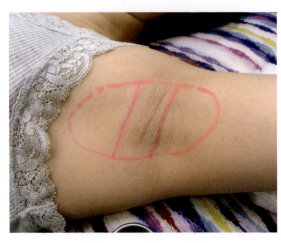

図Ⅳ-11　重度腋窩多汗症に対するボツリヌス毒素療法
腋窩腋毛部を3分割し，片側にボトックス50単位を3等分して注射します．

ています．多汗症の治療では標的器官は筋肉ではないので，注入部位は皮下の浅い部分で問題ありません．

c．注意点

◆保険適応になりますので，保険請求時はG017：腋窩多汗症注射（片側につき）として，注射手技料200点と，使用したボトックス®の法定薬価を算定できます．

4 ボツリヌス毒素によるしわ治療の際に患者から受ける質問・クレームとその対応

1.「眉毛の両外側がつり上がって，きつい顔になってしまいました」

◆日本人の場合，前頭筋の外側線維部分がやや発達しています．ですから，眉間の縦じわの治療で，皺眉筋の外側へ注射した薬剤が直上の前頭筋に多く拡散したり，前額の横じわの治療で，皺眉筋への治療を併用，あるいは前頭筋の内側への効果が強調されると，眉毛の内側が下がるとともに，眉毛の外側が極端に挙上して，非常にきつい表情になってしまうことがあります．これはメフィストサイン，あるいは Samurai eye blow などと呼ばれています．

◆この一見「きつい表情」は，「きりりと引き締まった表情」と紙一重で，これを修正するかどうかは患者の好み次第です．これを好まざる表情と患者が強く感じた場合には，ただちに前頭筋外側に 1〜2 単位の注入を追加して，眉毛外側を下げるようにします．この際，上眼瞼がやや重くなる可能性があることについて，必ず説明するようにします．

2.「両眉毛が下がって，まぶたが重くなりました」（図Ⅳ-12）

◆眼裂の開大は主に上下眼瞼挙筋の働きによりますが，高齢者では上眼瞼挙筋の筋力が低下し，これを前頭筋の眉毛部を挙上させる働きが補って，上眼瞼を挙上させていることがあります．この時，前頭筋全体にわたって，薬剤を注入したり，前頭筋下方 1/3 に多く薬剤が注入されると，眉毛の下垂・下方固定が生じ，非常に重苦しい表情になってしまうことがあります．

Ⅳ．ボツリヌス毒素による表情じわの治療

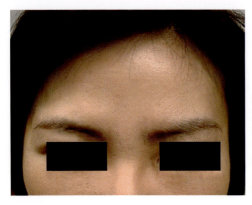

図Ⅳ-12　**眉毛の下方固定**
前頭筋の下方が麻痺すると，眉毛が下方に固定され，上眼瞼も挙上しにくくなるので，やや重苦しい表情になってしまいます．
（写真提供：ミルディス皮膚科　村上義之先生）

◆これは一度起きてしまうと薬剤の効果が消失するまで待つしかありません．ですから，前額の下方の横じわが目立つ患者でも，眉毛上1cm以内への注入は絶対に避けなければなりません．60歳以上の患者の治療では特に慎重に対応し，前額眉毛上を施術者の指で圧迫し開眼制限がない位置を確認して注射するようにします．

3.「効果が3〜4ヵ月しか持続しないのであれば，治療の意味はないのではありませんか？」

◆効果の持続が3〜4ヵ月で，その後消失してしまうことは，ボツリヌス毒素療法の最大のデメリットであると同時に，「万が一，結果的に患者にとって好まざる表情になったとしても，それも3〜4ヵ月で元に復す」という点において，メリットでもあることを強調します．そして，これを機会にすべてのアンチエイジング治療において，「"永遠の若返り"は期待できない」ということを優しく諭してあげましょう．

◆ただし，ボツリヌス毒素療法では，一時的でも表情筋を麻痺させることによって標的表情筋の筋力低下が期待でき，効果持続中にはある特定の表情を作る癖（しかめっ面をするなど）ができなくなることから，治療を繰り返すことで「ある程度永続的な効果も期待できます」ぐらいのリップサービスは許されると思います．また，そのほうが治療そのものにも希望が持てて患者も楽しくなるような気がします．

4.「施術後の皮下出血が消えません」

◆注射部位に皮下出血が生じるかどうかは施術時にある程度わかるので，皮下出血が疑われる場合には，施術直後に圧迫をしっかり行うようにします．皮下出血，紫斑については施術前のインフォームド・コンセントで説明されているはずですが，施術直後にもこれが不可抗力であることを実直に説明し，謝罪します．患者が再診時や電話で，「こんなになっちゃいました!!」とパニック気味に訴えてくることだけは回避しなければなりません．通常診療が混乱してしまいます．

◆「謝罪＝ミスを認める」ことになるので，「医療者は患者に不用意に謝るべきではない」という考えが根強くありますが，皮下出血，紫斑という患者にとって不快な事象が不可抗力で起きたことについて，医療者が心情的に謝罪したからといって，謝罪した事実が医療過誤の証明になるということはありません．ましてや，皮下注射後の皮下出血，紫斑が訴訟や損害賠償の対象になるとは思えません．

◆万が一，我々医療者側の謙虚な気持ちに乗じて，患者側が「治療費を無料にしろ，安くしろ」などと理不尽な要求をしてくるようなら，断固として毅然とした態度で臨みましょう．

■文　献

1) 今山修平：シワの組織学．日皮会誌 **126**：2069-2075，2016
2) 須賀　康：機器を用いたシワの改善．日皮会誌 **126**：2077-2083，2016
3) 村上義之：ボツリヌス毒素．MB Derma **118**：145-152，2006
4) Carruthers JA, et al：A multicenter, double-blind, randomized, placebo-controlled study of the efficacy and safety of botulinum toxin type A in the treatment of glabellar lines. J Am Acad Dermatol **46**：840-849, 2002
5) 今泉明子 他：日常診療におけるシワ治療について．日皮会誌 **126**：2085-2093，2016
6) Matarasso SL：Complications of botulinum A exotoxin for hyperfunctional lines. Dermatol Surg **24**：1249-1254, 1998

V

レーザーによるシミの治療

V. レーザーによるシミの治療

1 シミのレーザー治療の理論
~理論を理解すると患者への説明の説得力が増します~

1. レーザーの原理

◆Qスイッチレーザーの登場によって，シミのレーザー治療は，やや"全自動のインスタントカメラ"的になってしまいました．肝斑や悪性腫瘍など，最低限の適応外疾患にさえ注意すれば，あとは業者の勧める設定でQスイッチレーザーを照射するだけで，一定の効果が期待できるからです．しかし，基礎理論の理解度により患者への説明にも違いが出るもので，理解したうえで説明するほうが患者の安心感も増すようです．治療前に患者に無用な不安を抱かせないことも，一つの重要なリスクマネジメントです．

◆レーザー（laser）とは，「**L**ight **A**mplification by **S**timulated **E**mission of **R**adiation」の頭文字をとって作られた造語です．ごく簡潔にいえば，レーザー媒体物質（ルビー，アレキサンドライト，炭酸ガスなど）の中で励起され，増幅された光エネルギーということができます．そして，このレーザー光は通常の光と比較して，

①単色（単一波長）で，
②一方向に向かって（一方向性），
③同じ位相で，つまり干渉性を持って，

発振されるという特徴があります（図Ⅴ-1）．この同一方向に同じ位相で進む性質をcoherentといいます．レーザーは単色の光そのものですから，さまざまな物質の持つ吸収波長にしたがって吸収され，熱エネルギーに変換されます．

2. レーザー治療の基礎理論

◆このレーザーを用いた色素性病変の治療というのは，基本的に，1983年にハーバード大学のR.R.Andersonらが Science 誌に発表した「selective photothermolysis（選択的光熱融解）」という理論[1]が，今なお全ての基礎になっています．この理論をごく簡単にまとめてみますと，『毛包，表皮，メラニン，毛細血管等，皮膚の構造物は，熱エネルギーが加えられると，各々の「熱緩和時間」と呼ばれる一定時間，周りに放熱せずに内部に蓄熱する性質を持つ．この時間内で，標的器官に十分な熱エネルギーを加えると，周囲組織に損傷を加えることなく，標的器官のみを破壊することができる』というものです．

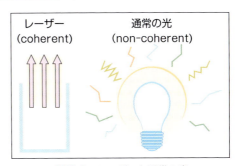

図V-1 レーザーと通常の光
通常の光は，光源から色々な波長で，さまざまな方向に，異なった位相で放出されるのに対し，レーザー光は単一の波長で，一方向に向かって，同じ位相という特徴を有します．

> **MEMO**
> **熱緩和時間（thermal relaxation time）**：吸収された熱エネルギーの半分が周囲の組織に伝わる時間，つまり熱の半減期．

◆つまり，レーザー治療ではいくら標的器官を破壊できても，周囲の組織にもダメージが波及してしまえば瘢痕を形成してしまうわけで，標的器官のみを破壊するのでなければなりません．そのためには，

> ①標的器官にのみ吸収されやすい波長
> ②標的器官固有の熱緩和時間以下の照射時間
> ③標的器官を破壊するのに十分な光エネルギー

の3条件をそろえて照射すればいいということになります．

V. レーザーによるシミの治療

◆ここで，シミなどの色素性病変のレーザー治療において標的器官とはメラノソームにほかなりませんので，周囲組織に損傷を加えることなく，メラノソームのみを破壊することができるレーザーとは，言い換えれば，

> ① **波長**：メラノソームに吸収され，かつメラノソームが存在する部位まで到達すること
> ② **照射時間（パルス幅）**：メラノソームの熱緩和時間よりも短いこと
> ③ **照射エネルギー**：メラノソームを破壊するのに十分であること

この3条件を満たすものということになります[2,3]．

a. 波　長

◆まずはじめに，波長について考えてみます．基本的に皮膚の色というのは，メラニンの"黒ないし茶"と酸化ヘモグロビンの"赤"の2色によって規定されています．ですから，色素性病変に対するレーザー治療では，メラニンに吸収されやすく，酸化ヘモグロビンに吸収されにくい波長の光を選択すればよいということになります．

◆図V-2はメラニンと酸化ヘモグロビンの吸収曲線です．メラニンの場合，どの波長の光も吸収しますが，波長が長くなるにつれ少しずつ吸収度が落ちていく傾向があります．それに対して，酸化ヘモグロビンはおおよそ二峰性の吸収曲線を呈しますので，メラニンと酸化ヘモグロビンとで吸収度が乖離する波長というものが存在し，まさにそれが色素性病変のレーザー治療に適した波長ということになります．そして，実際には波長694nmのルビーレーザー，755nmのアレキサンドライトレーザーが使用されています．逆に，赤色の血管病変の治療では酸化ヘモグロビンに吸収されやすく，メラニンに吸収されにくい595nmくらいの波長が選択されることになります．

◆また，波長の選択という点においては光の吸収度だけでなく，皮膚への透過性も考慮する必要があります．一般的に光というものは，波長が長くなるほど，皮膚の奥深くまで到達するという性質を有しています（図V-3）[4]．ですから，メラノソームが真皮内に存在した場合，500nm前後の波長では標的器官までレーザーは到達することはできず，メラノソーム

1．シミのレーザー治療の理論

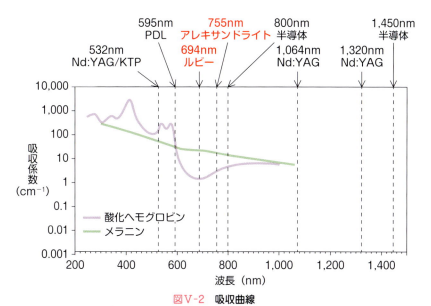

図V-2　吸収曲線
メラニンはどの波長の光も吸収しますが，波長が長くなるにつれ少しずつ吸収度が落ちていく傾向があります．酸化ヘモグロビンは，おおよそ二峰性の吸収曲線を呈しています．

を破壊することはできません．そこで，皮膚の透過性という観点からも，ルビーレーザーの694nm，アレキサンドライトレーザーの755nmが選択されるということになります．

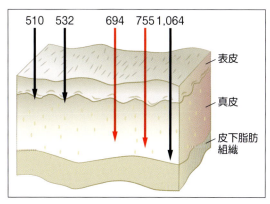

図V-3　光の波長（nm）と皮膚の透化性
一般的に光は，波長が長くなるほど，皮膚の奥深くまで到達する性質を有しています．

b. 照射時間

◆次に，レーザーの照射時間，つまりパルス幅について考えてみます．色素性病変のレーザー治療では，標的器官となるのは直径 0.5 ～ 1.0μm のメラノソームで，その熱緩和時間は約 50nsec（ナノ秒）となります（一般に，熱緩和時間は標的器官の大きさと相関します）．ですから，選択的光熱融解の理論にしたがえば，色素性病変の治療に使用されるレーザーの至適照射時間は 50 ナノ秒以下ということになります．

◆一般にレーザー機器は，各機種固有の照射時間のオーダーによって，ナノ秒のオーダーのＱスイッチレーザー，マイクロ秒のオーダーのショートパルスレーザー，ミリ秒のオーダーのロングパルスレーザーに分類されています（図Ｖ-4）．最近はより短いピコ秒のオーダーのレーザーも上市されています．Ｑスイッチというのは，ナノ秒という非常に短いパルス幅を実現させるための"カメラのシャッター"のような装置だと考えていただくとよいと思います．そして，実際にシミのレーザー治療に使用されているＱスイッチルビーレーザーの照射時間は 40 ナノ秒，Ｑスイッチアレキサンドライトレーザーの照射時間は 50 ナノ秒ということになります．

c. 照射エネルギー

◆以上のことから，結論としてシミのレーザー治療では，これらのレーザーをメラノソームを破壊するのに必要にして十分なエネルギー量で照射すればよいということになります．

1．シミのレーザー治療の理論

機　　器	パルス幅
Qスイッチレーザー	nsec（10^{-9}秒）
ショートパルスレーザー	μsec（10^{-6}秒）
ロングパルスレーザー	msec（10^{-3}秒）

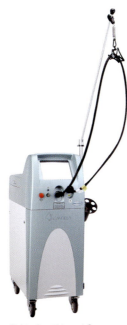
Qスイッチレーザー
ALEX Ⅱ
（シネロン・キャンデラ社）

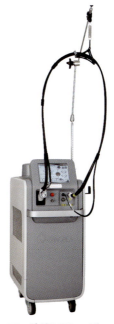
ロングパルスレーザー
GentleLase Pro
（シネロン・キャンデラ社）

図Ⅴ-4　レーザー光1発の照射時間（パルス幅）

V. レーザーによるシミの治療

② シミの種類と使用するレーザー
～どのシミにどのレーザーを使う？
「皮膚のどこに色素が存在するか」に着目します～

◆「シミ」は俗称です．私たち皮膚科専門医がシミという呼称から想起する色素性疾患というと，肝斑，日光性黒子（老人性色素斑），太田母斑，雀卵斑，後天性真皮メラノサイトーシス（両側性遅発性太田母斑様色素斑），炎症後色素沈着，色素細胞母斑，扁平母斑，光線性花弁状色素斑などの良性のものから，悪性黒子，基底細胞癌などの悪性腫瘍まで多種多様です．

◆これらはすべて異なる疾患であり，発症機序も異なるので，当然対応も治療も異なります．ですから，その診療にあたっては，単に治療手技を施すだけでなく，診断をはっきり伝え，治療法の選択肢を提示し，それらのメリット・デメリットを説明するとともに，アフターケア，予防法にまで言及することが患者からは期待されています．

◆この中で，シミのレーザー治療を行うにあたっては，色素が皮膚のどの部位（深さ）に存在するかに注目する必要があります（表Ⅴ-1）．

表Ⅴ-1　色素性病変の色素の存在部位

真皮に色素が存在する色素性病変
太田母斑*，伊藤母斑，後天性真皮メラノサイトーシス：ADM（両側性遅発性太田母斑様色素斑），異所性蒙古斑，青色母斑，外傷性色素沈着症*，刺青
表皮に色素が存在する色素性病変
日光性黒子（老人性色素斑），雀卵斑，扁平母斑*，Becker母斑，光線性花弁状色素斑

*保険適用

2. シミの種類と使用するレーザー

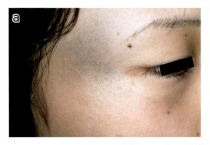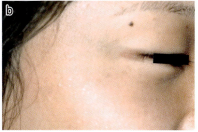

図V-5　太田母斑の治療例①（女性）
a. 治療前，b. Qスイッチアレキサンドライトレーザー，3回照射後．

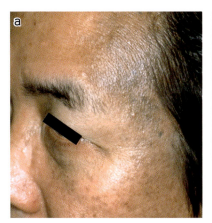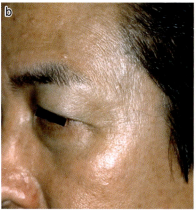

図V-6　太田母斑の治療例②（男性）
a. 治療前，b. Qスイッチアレキサンドライトレーザー，4回照射後．
男性例は皮膚そのものがやや厚いうえ，もともとの日焼けによる皮膚のダメージも強いことが多いので，レーザーの効果は女性例より劣ることが多い．

1. 真皮に色素が存在する色素性病変

a. 太田母斑（図V-5，6）

◆太田母斑に対しては，主にQスイッチルビーレーザーとQスイッチアレキサンドライトレーザーが有効で，保険適用にもなっています．実際の治療では4～6J/cm^2（Qスイッチルビーレーザー），6.5～7.5J/cm^2（Qスイッチアレキサンドライトレーザー）の照射エネルギーで病変部全体に

V. レーザーによるシミの治療

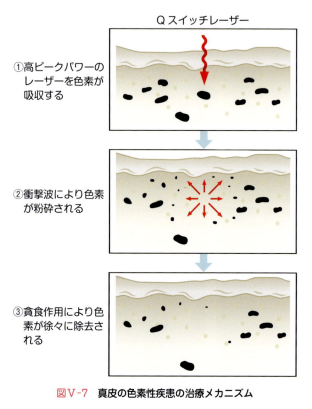

図V-7 真皮の色素性疾患の治療メカニズム

照射します。太田母斑は眼瞼周囲にも色素斑が存在するので、その場合はコンタクトシェルを装着し、眼球を保護して照射します。レーザー照射は無麻酔でも可能ですが、太田母斑の場合、広範囲のことが多く、眼瞼周囲の治療は特に照射時の痛みが強いので、エムラ®クリーム（プロピトカインとリドカインの合剤）を1時間ほど密封法 occlusive dressing technique（ODT）で塗布するか、ペンレス®テープ（リドカイン）を約1時間貼布してから照射すると、治療時の疼痛を大幅に軽減できます。ただし、保険診療では、エムラ®クリームでは10cm²につき1g、成人で10gまで、ペンレス®テープでは1回6枚までと使用量に制限があります。

◆照射直後、病変部は白くなり（immediate whitening）、表皮剥離が見られることがありますが、3～4日で上皮化し、薄い膜のような痂疲を形成します。これは、表皮内に色素が多い症例ほど顕著になる傾向があります。その後、1ヵ月ぐらいまではかえって色素沈着は濃くなりますが、3～6ヵ月かけて徐々に薄くなっていきます。色素沈着が数ヵ月以上かけて

2. シミの種類と使用するレーザー

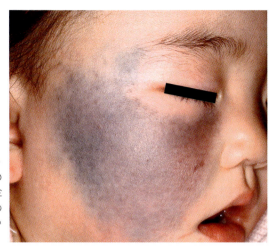

図Ⅴ-8　太田母斑（乳児例）
病変が広範に及ぶ例で早めの治療を希望する場合，全身麻酔で照射されることもある．治療後，思春期になって再発することがある．

徐々に薄れていくのは，レーザー照射により破壊されたメラノソームがマクロファージによって貪食され，病変部から除去されるのに時間を要するためです（図Ⅴ-7）．

◆レーザー照射を追加する際，こうした貪食機序が完全に終了するのを待つ必要はありませんが，あまり短期間に頻回の照射は行わず，3ヵ月以上は照射間隔をあけたほうがよいとされています．およそ数回の治療で十分な効果が得られますが，それでも多少の色素沈着は残るので，どの程度をゴールにするかについては患者自身ともよく相談して決定します．

◆前額，頬部に比し，上下眼瞼の治療効果はやや劣るため，眼瞼部のみの照射を追加することもあります．

◆若年発症例で，乳幼児期や学童期から治療をはじめたケースでは，思春期以降色素斑が再発してくることがありますが（図Ⅴ-8），この場合はただちに再治療を開始します．

b. 後天性真皮メラノサイトーシス／両側性遅発性太田母斑様色素斑（図Ⅴ-9）

◆茶〜灰褐色の小さな色素斑がぱらぱらと額，頬，鼻翼に左右対称性に分布します．通常の太田母斑より色調は単一で，青色調より褐色調が強く，眼球メラノーシスも見られないなどの違いがあり，太田母斑とは異なる発

V. レーザーによるシミの治療

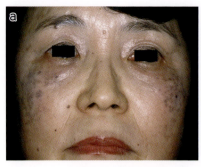
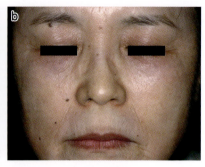

図V-9 後天性真皮メラノサイトーシス（62歳女性例）
a. 両側頬部に青褐色の点状，斑状色素斑が多発，散在している．眼球メラノーシスはない．
b. Qスイッチアレキサンドライトレーザー，7回照射後．色素斑はほぼ消失している．照射前に比べ，レーザー照射部位の表面皮膚の小じわが伸びているのがわかる．

症機序が想定されています[5]．
◆しかし，組織学的には太田母斑と同様に，表皮基底層の色素沈着と真皮内のメラノサイトの増殖ですので，QスイッチルビーレーザーとQスイッチアレキサンドライトレーザーが有効です．

c．異所性蒙古斑

◆太田母斑と異なり身体各所に生じるため，真皮の厚い部位に生じた蒙古斑では真皮深層までレーザー光が到達せず，十分な治療効果が期待できません．QスイッチルビーレーザーとQスイッチアレキサンドライトレーザーが保険適用になっています．

d．刺青，タトゥ

◆墨汁などによる黒一色のシンプルな刺青（タトゥ）は，QスイッチルビーレーザーとQスイッチアレキサンドライトレーザーが有効です．真皮の深いところに色素が存在する例では，1,064 nmの波長のQスイッチNd:YAGレーザーも有効です（図V-10）．赤，緑，黄色など多色の刺青（入れ墨）は真皮内の色素量が多いうえ，赤，緑，黄色に吸収される波長のレーザーは真皮の深部まで到達しないため，治療には難渋します（図V-11）．真皮内に異物が沈着した外傷性色素沈着症（外傷性刺青）もQスイッチルビーレーザーとQスイッチアレキサンドライトレーザーが有効で，保険

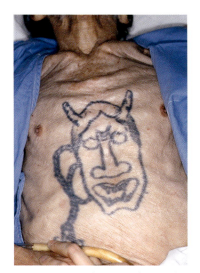

図V-10　黒一色のシンプルな刺青
いたずらで入れたような刺青は，黒一色で真皮内の色素量もそれほど多くないので，Qスイッチレーザーが有効です．

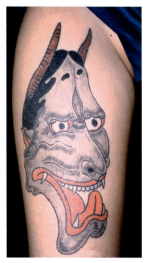

図V-11　多色の刺青
プロの彫師によるものは，多色で色素量も多いので治療に難渋します．

適用になっています（図V-12）．ただし，沈着した異物の成分が何かによって，効果は異なります．

◆最近，おしゃれ感覚で安易にタトゥを入れることが，若者を中心に流行してきています．軽い気持ちでタトゥを入れた人は，気軽にレーザーで除去してほしいと受診します．しかし，いまだ「タトゥ＝入れ墨＝反社会的」という考えも世間一般には根強く残っており，ワンポイントタトゥといえども，その後の人生に思わぬ損失を与えかねません．また，各種感染症対策も含めて，施術そのものも決して衛生的に行われているとは言い難い状況のようで

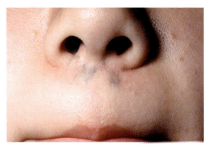

図V-12　外傷性色素沈着症（外傷性刺青）
オートバイの転倒によって，アスファルトが真皮に沈着．

V. レーザーによるシミの治療

す．
◆私はタトゥを除去してほしいという若者に，あえて「口やかましく，うざい」大人になって，苦言を呈することを厭わないようにしています．普段は大人の言葉などには耳を借さない患者も，「除去してほしい」と来院した時は，案外素直に聞いてくれることが多いような気がします．

2. 表皮に色素が存在する色素性病変

a. 日光性黒子（老人性色素斑）

◆最近は光老化が主因である疾患に対して，あえて「老人性」を冠するのを控えようという考えがあり[6]，筆者もその考えに賛同し，本書ではいわゆる老人性色素斑を日光性黒子とします．

◆日光性黒子は日常診療で診察する機会の最も多いシミです．病態としては，表皮の光老化現象である老人性疣贅（脂漏性角化症）と同一スペクトラム上のもので，表皮内におけるメラニンの沈着だけでなく，組織学的にはわずかに角質増殖，表皮肥厚を呈します．つまり，レーザーの標的器官はメラノソームそのものではなく，メラニンを多く含んだ表皮ということになります．

◆波長としては，ルビーレーザーやアレキサンドライトレーザーが使用されます（図V-13）．日光性黒子では，メラニンを有する表皮そのものを剥脱させることによってシミを除去するので，照射時間（パルス幅）はナ

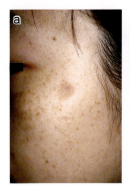
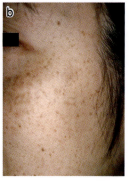

図V-13　日光性黒子の治療例
a. 治療前
b. Qスイッチアレキサンドライトレーザー，1回照射後

ノ秒のオーダーのQスイッチレーザーだけでなく,"表皮をじっくり焼く"というイメージで,マイクロ秒のオーダーのショートパルスレーザー,ミリ秒のオーダーのロングパルスレーザーも有効になります.

◆日光性黒子の角質増殖,表皮肥厚の程度は同一病変内でも偏りがあることが多いうえ,これを視診によって完全に把握することは困難なので,複数機種のレーザーを揃えている施設では,Qスイッチレーザーで効果の出にくかったケースに,もっと長いパルス幅のレーザーでリトライしてみる価値は十分あると思います.また,パルス幅可変式のアレキサンドライトレーザーも開発されています(The Ruby Z1™:JMEC社製).

b. 雀卵斑

◆思春期に顕著になる両頬から鼻背にかけての径5mm以下の淡褐色斑で,紫外線によって増悪します.日光性黒子と同様,ルビーレーザーやアレキサンドライトレーザーが有効です.

c. 扁平母斑

◆境界明瞭で色調の均一な淡褐色斑で,身体のいずれの部位にも生じます(図V-14).組織学的には表皮基底層にメラニンの沈着が見られますが,母斑細胞の増殖は見られません.

◆ルビーレーザーやアレキサンドライトレーザーが有効で,ルビーレーザーは保険適用になっています.

◆治療後しばらくして再発しやすいのですが,繰り返し照射したり,後療法としてトレチノインなどの外用を併用することによって,できる限り再発を抑制するように努力します.辺縁がきれいな円状になっていて,境界明瞭,色調は濃いめで,成人の胸部発症例は再発しやすいとされています[7].レーザー治療後の再発様式は毛包一致性のことが多いので,色素産生には毛包幹細胞が関与している可能性が考えられています[8].

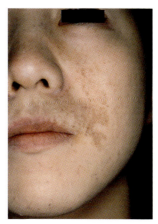

図V-14 扁平母斑

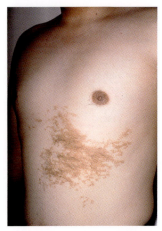

図V-15　Becker母斑
後天発症で，有毛性．毛包一致性色素沈着の集合で皮膚の分節に一致して生じます．

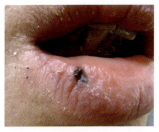

図V-16　唇紅のメラノーシス
レーザー治療にとてもよく反応します．

◆類縁疾患のBecker母斑は後天性で，肩，肩甲部に好発し，有毛性という特徴を有し（図V-15），扁平母斑よりレーザー治療後の再発は少ないようです．いずれも，病変辺縁部の色素が消失しにくい傾向があり，レーザー治療後リング状に色素沈着が残存することがあります．

d．光線性花弁状色素斑

◆水疱を形成するほどの激しい日焼け後，1〜3ヵ月ぐらいして，肩や上背部に生じる褐色の色素斑です．組織学的には日光性黒子と同様に表皮突起の延長とメラニンの沈着がみられるので，ルビーレーザーやアレキサンドライトレーザーが有効です．

e．唇紅のメラノーシス（図V-16）

◆元来メラノサイトが存在しない部位なので炎症後色素沈着をきたすことなく，ルビーレーザーやアレキサンドライトレーザーが非常に有効で，ほぼ1回の照射で消失します．アトピー性皮膚炎の慢性炎症後に発症した症例では，適切な外用療法により乾燥や外的刺激を回避して再発予防の指導を行います[9]．

3．レーザー治療が適応とならないシミ

a．悪性腫瘍（悪性黒色腫，基底細胞癌など）

◆悪性黒色腫（図V-17）や基底細胞癌（図V-18）などの悪性腫瘍がルビーレーザーやアレキサンドライトレーザーの適応でないことはいうまでもありません．当然，確実に悪性と良性とを見極める皮膚科医の"眼"という

2. シミの種類と使用するレーザー

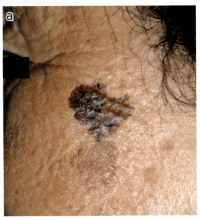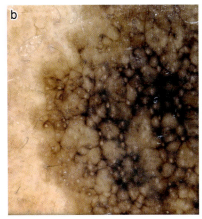

図V-17 悪性黒子（悪性黒子型悪性黒色腫の表皮内病変）
a. 臨床像, b. ダーモスコピー像

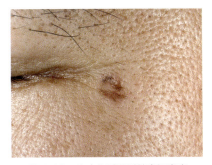

図V-18 瘢痕化扁平型基底細胞癌
一見するとシミと見まがいそうですが，触診上，やや浸潤を触れます．皮膚科医として，病変に触れることが大変重要です．

ものが重要になるわけですが，美容皮膚科においては"見た目をよくすること"が一つの宿命なので，どうしても診断よりも治療に重点が置かれがちになります．

◆悪性黒色腫の表皮内病変である悪性黒子や結節を形成しない基底細胞癌などの患者も「このシミはレーザーで取れますか？」と，レーザー治療をやる気満々で来院することがあります．多忙な外来診療において，この中から悪性腫瘍を見逃さないということは，一つの病変を子細に観察して診断精度を上げるというのとは，違った臨床能力が要求されます．

◆日ごろから，常に悪性疾患を念頭において病変を観察し，ダーモスコープを可能な限り用いるようにします．そして，少しでも臨床診断に疑問があれば，患者によく説明したうえで，躊躇なく切除するなり，生検するな

Ⅴ. レーザーによるシミの治療

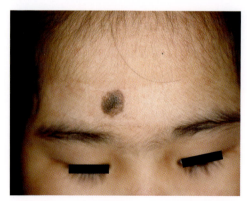

図Ⅴ-19　レーザーの適応にならない母斑細胞母斑

りといった治療法の変更を考えるべきだと思います[10].

b．その他（肝斑，青色母斑，母斑細胞母斑）

◆肝斑はルビーレーザーやアレキサンドライトレーザーの照射によっていったん色素沈着が増強することが知られており，治療はトラネキサム酸，ビタミンＣの内服や，トレチノイン，ハイドロキノンなどの美白剤の外用のほうが一般的で無難です（QスイッチNd:YAGレーザーによる肝斑の治療については次項参照）．

◆また，青色母斑も真皮にメラニンを多く含有した母斑細胞が大量に存在するため，レーザーによる治療効果が目に見えて現れてくるまでには相当数の繰り返し照射が必要であることから，外科的に切除したほうがよい疾患です．

◆同様にメラニンを大量に含み，隆起した母斑細胞母斑（図Ⅴ-19）も，ルビーレーザーやアレキサンドライトレーザー治療の適応にはなりません．

3 肝斑に対するレーザー治療
～肝斑があるからレーザーが照射できないということはありません～

1. 肝斑と日光性黒子の合併例の治療

◆肝斑（図V-20）は妊娠や経口避妊薬により増悪するなど，性ホルモンの関連を示唆する症例がある一方で，そうでないものもあり，その原因・発症機序はいまだ不明です．しかし，紫外線が増悪因子として働くことは間違いなく，ルビーレーザーやアレキサンドライトレーザー治療でも照射後の色素の増強が非常に強く，しかも長く続きます．レーザー照射による炎症後色素沈着はおよそ3～6ヵ月で消褪しますが，肝斑はそのまま残存するので，レーザー治療の効果はなく禁忌とされています．そこで，治療はトレチノインやハイドロキノンなどの美白剤の外用やトラネキサム酸の内服が主体になります．

a. インフォームド・コンセントをとる

◆しかし，肝斑と日光性黒子が混在する症例はいくらでもあります．もちろん，この場合，日光性黒子にのみ選択的にルビーレーザーやアレキサン

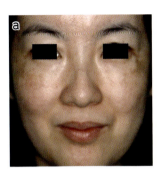
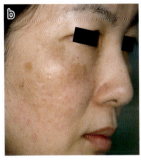

図V-20　**肝斑**
a．正面像
b．側面像

V. レーザーによるシミの治療

ドライトレーザーを照射することにより，日光性黒子の治療を行うことは十分に可能です．

◆その際に，インフォームド・コンセントとして「肝斑と日光性黒子が合併しており，可能な限り肝斑を避けて，日光性黒子にのみ照射するようにしますが，二つが重なっている部分に関しては，一時的に肝斑が増悪することがあります」としっかり説明し，同意を得ます．こうした細やかな説明をすると，かえって患者からの信頼度は増すようです．

b. 治療前に保存的治療を行う

◆治療の予定日を，初診日から1ヵ月以上先にして，その間，徹底的に肝斑の保存的治療を行います．シミのレーザー治療においては，患者の満足度というのは往々にして，個々のシミの色調の変化もさることながら，全体的な印象に負うところも大きいので，ベースに存在する肝斑をコントロールすることには大きな意味があり，それにより，レーザー治療の満足度も大幅にアップさせることができます．

c. 治療後のアフターケア

◆上記と同様の理由により，レーザー治療のアフターケアとして美白剤の外用，サンスクリーン剤を使用した日焼け止めを徹底させます．肝斑が併存することによって，かえってアフターケアに対する認識が高まって，しっかりと励行してもらえることがあります．

2. 肝斑単独に対するレーザー治療～レーザートーニング

◆波長1,064nmのQスイッチNd:YAGレーザーを低出力で，繰り返し照射する治療をレーザートーニングと呼び，肝斑にも応用され，有効例が報告されています[11, 12]．肝斑への作用機序はいまだ不明な部分も多いようですが，メラノソームの破壊と表皮のターンオーバー亢進によって，過剰産生・蓄積したメラニンが排出されるからだと考えられています．

◆実際には1～2週間に1回，連続して4～5回行われるようですが，この治療法も1クールの治療で肝斑を永久的に消失させるものではなく，トラネキサム酸の内服や美白剤の外用などの保存的治療を併用することが推奨されています．

4 Qスイッチレーザーの しわ取り効果とその限界
~ 1例のADMの治療経験から読み解く患者心理~

◆自験例[13)]を供覧しながら，Qスイッチレーザーのしわ取り効果とその限界について，シミやしわで悩む女性の心理と合わせて考えてみたいと思います．

1. 症例：62歳 女性

◆症例は62歳，女性．40歳ごろから目立ってきたという両側頬部の青褐色色素斑を主訴として来院しました（図V-21a）．

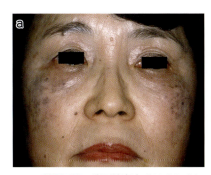
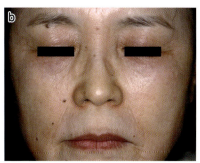

図V-21 後天性真皮メラノサイトーシス（62歳女性，図V-9と同症例）
a．両側頬部に青褐色の点状，斑状色素斑が多発，散在している．眼球メラノーシスはない．
b．Qスイッチアレキサンドライトレーザー，7回照射後．色素斑はほぼ消失している．照射前に比べ，レーザー照射部位の表面皮膚の小じわが伸びているのがわかる．

V. レーザーによるシミの治療

◆後天性真皮メラノサイトーシス（ADM）と診断し，Qスイッチアレキサンドライトレーザーによる治療を計画し，その期待される治療効果，治療後の短期的および長期的経過，治療にかかる費用などについてインフォームド・コンセントを行い，文書による同意を得た上で，レーザー照射を行いました（照射条件：7.0J/cm^2，スポットサイズ3mm）．

◆通常の太田母斑と同様，照射直後には照射部位に軽度の発赤とimmediate whiteningが見られました．2日後には茶褐色のごく薄い痂皮が付着し，それが剥がれた後は淡いピンク色になりました．1ヵ月後ぐらいまでは，色素沈着はやや増強しましたが，再び徐々に淡くなっていきました．その後，約3ヵ月の期間をあけて，同条件で3回照射を行い，ほぼ満足のいく結果を得ました．しかし，患者は両頬部の小じわが伸び，皮膚のはりがよみがえったことを喜び，何度も継続して照射を希望し，それに応じ，その後も数回の照射を繰り返しました（図V-21b）．

2. しわ取り効果の機序と患者心理

◆本章第1項で述べた選択的光熱融解の理論によれば，メラノソームの熱緩和時間以下の照射時間でレーザーを照射すれば，メラノソームに吸収された熱エネルギーは周囲組織には拡散しないはずです．しかし，それはあくまでも机上の理論で，実際にはレーザーエネルギーの周囲組織への拡散は皆無ではなく，多少のダメージを与えてしまうことはあるようです．

◆自験例において，患者がレーザー照射部位の小じわが伸び，皮膚のはりがよみがえったと感じたのは，照射部真皮内のメラニンに吸収されたレーザー光線のエネルギーの拡散により周囲の真皮線維成分がshrinkage（収縮）を起こしたためだと推測できます．

◆「シミがきれいになったら，しわまで伸びたと」いうのは，患者にとってみれば，まさに「瓢箪から駒」という感じだったと思います．しかし，前述したような機序によるしわ伸ばし効果であれば，真皮内の色素がなくなれば，レーザーのしわ伸ばし効果もなくなってしまいます．当然，繰り返して何度も治療すればするほど若返っていくなどということはありえません．

◆むろん，患者にこのことは十分に説明しましたが，一度レーザーによって若返ったと信じ込んだ患者にとって，医師の説明などまさに「馬耳東風」という感じでした．「この治療で美しくなる．若返る」と盲目的に信じ切ってしまった女性の考えを改めさせるのは至難の業と知りました．

3. この症例から学んだこと

◆美容医療にかかわらず，保険診療においても最近は治療の希望を遠慮なく主張してくる患者が多くなってきました．医療情報もインターネットによって収集が容易になってきましたし，テレビの健康番組は相変わらずの人気ぶりです．しかし，それらがすべて正しい情報を提供しているわけではありませんし，受け手の理解不足もあって，患者の要望というのはときに大いに的外れになっていることがあります．

◆患者の要望は要望として真摯に耳を傾けるとしても，あくまでもイニシアチブはわれわれ医師が取って，トータルな意味で患者の利益になる治療法を選択してさしあげなければいけないとつくづく思いました[14]．

V. レーザーによるシミの治療

5 レーザー治療の実際・私の工夫

◆当院では，シミのレーザー治療ではシネロン・キャンデラ社製 Q スイッチアレキサンドライトレーザー（ALEXLAZR）を使用していますが，実際の照射にあたって，日常心掛けていること，注意していることを以下に列挙します．

1. 照射前の準備・確認・患者への配慮

a. 掛けるものをあげる

◆当院では患者にベッドに横になっていただいて照射しているので，横になったらすぐに医師か看護師が何か掛けるもの（タオル，ブランケットなど）を掛けてあげるようにしています（図V-22）．患者は不思議とそれで落ち着くようです．

b. 化粧，産毛などの除去を確認

◆照射部のファンデーションがしっかり落とされているか，産毛の除毛がされているかを確認します．ファンデーションや色付きサンスクリーン剤が残存していると，レーザー光がそれに反応してしまい効果が落ちるばかりでなく，粒子が飛び散り，レーザーのレンズを傷めてしまいます．

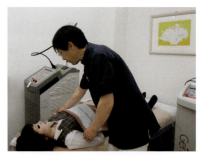

図V-22　照射前の準備
患者が横になったら，すぐにタオルなどを掛けてあげます．その後，患者の目をゴーグルで保護します．

c. 眼部をゴーグルで保護

◆目の周りのシミの治療では，眼球への影響を心配する患者が多いので，眼部をゴーグルで保護した後，「目隠しをしていても，赤い光が少し見えますが，それは心配ありませんよ」とあらかじめ説明しておきます．

d. 照射前の声がけ

◆レーザー照射をはじめる時には，「これから照射しますよ」と必ず告知してから照射するようにしています．そして，数発照射した後，少し休憩をとって「レーザーというのはこんな感じですけど，大丈夫ですか？」と再度声をかけ，患者のうなずきか返事を確認して，連続照射していきます（私は基本的に2Hzで照射しています）．

2. 照射時の注意・コツ・患者への配慮

a. 照射時の姿勢

◆実際に照射する時は，左手の示指と中指で照射部の皮膚を伸展してシワを伸ばすようにし，右手はハンドピースが常に照射面に対して垂直になるように注意しながら照射します（図V-23）．

b. 部位による照射回数

◆肉眼所見から表皮肥厚が少なからず予想される部位は密に重ね射ちするようにし，肝斑がベースにある場合などはやや疎に照射するようにしています．

c. 広範囲の照射時の注意点・配慮

◆広範囲の照射では，途中でほんの10秒ぐらいでも休憩時間を設けます．また，目の周りのシミの治療では，照射時の痛みが特に強いので，眼囲から遠い部位より照射しはじめて，目の周りへの照射を最後にするようにしています．

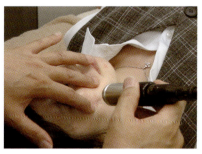

図V-23 レーザー照射時のポイント
照射時は左手の示指，中指で照射部の皮膚を伸展し，右手のハンドピースが常に照射面に対して垂直になるように注意します．照射しながらも，患者をリラックスさせるために，さまざまな場面で声がけを行います．

6 レーザー治療後のアフターケアの指導
〜アフターケアをしっかり指導することは
皮膚科医としての責任です〜

◆選択的光熱融解の理論にしたがったレーザー照射によっても，炎症後色素沈着は必ず起きます．患者にとって，日光性黒子も炎症後色素沈着も同じシミであることに変わりはなく，治療後の満足度は炎症後色素沈着をどの程度抑えられるかに大きく左右されます．

◆具体的には美白剤の外用と，日焼け止め指導になるわけですが，レーザー照射後の患者のモチベーションが非常に高い時に，日焼け止め指導をすることは，大きな意味があります．患者がおおいに聞く耳を持っているあいだに紫外線やサンスクリーン剤についての正しい知識を教示することは，皮膚癌を含む光老化の予防を啓発するという点においても重要だと思います（図V-24）．

1. 美白剤の外用

◆ハイドロキノン等の美白剤の外用はレーザー照射後の炎症後色素沈着の予防，早期消褪のために不可欠です．また，扁平母斑も照射後トレチノインを外用することにより再発をある程度抑えることができます．

◆レーザー照射の後療法としては，皮膚刺激性などの副作用が比較的少ないハイドロキノンが最も多く用いられているようです．ハイドロキノンの作用機序はチロシナーゼの活性阻害のほか，メラノサイトそのものに対する細胞毒性，メラノソームの分解促進などが考えられています．

◆はじめてレーザー治療を受けた患者の多くは，レーザー治療の機序から治療費，アフターケアまで一度に多くの説明を聞きすぎて，やや混乱していることが多いようです．ですから，使用方法も原理・原則をとうとうと

6. レーザー治療後のアフターケアの指導

レーザー後の注意点

当　　日：テープを貼っていない箇所は，夜，優しく洗顔して下さい．
　　　　　洗顔後，乳液やクリーム等を使用して保湿していただいても大丈夫です．
　　　　　テープを貼っている箇所は，テープの上から洗顔して構いません．
　　　　　ただし，消毒などはせず，濡れたテープは差し上げた新しいテープに貼り替えて下さい．
翌　　日：薄い膜のようなかさぶたが出来ることがあります．このかさぶたを手で取らないように気を付けて下さい．メイクは可能ですが，ファンデーション・下地・日焼け止を塗る時やクレンジングの際は，こすらないように注意しましょう．
　　　　　テープを貼っている箇所は，前日同様，テープの上から洗顔して，濡れたテープは替えて下さい．
　　　　　※もともとシミが薄い方，レーザー治療が2回目以降の方は，かさぶたが出来ない場合がありますが，効果がないわけではありませんので，心配ありません．
3日後頃：必ずしも，テープを貼る必要はありません．メイクをしても結構ですが，こすらないようにして下さい．
5〜6日後：照射日にお渡しした美白クリーム（ハイドロキノン）を，1日1回夜，基礎化粧品をつけた最後に塗って下さい．まれに，かぶれることがありますので，狭い範囲から塗り始めて下さい．かぶれた方は使用を中止し，速やかに受診して下さい．
7〜10日後：かさぶたが徐々に取れてきます．日焼けに注意して下さい．
その後の経過は，レーザーの説明書に記載されているとおりです．
何かご心配なことがあれば，受診して下さい．
3か月経てば，再照射が可能です．ご希望がある場合は，お電話でご予約下さい．

図V-24　当院のレーザー後の説明書

解説するよりも，より具体的に塗り方のHow toについて説明書を提示しながら，「いつ，どのくらいの量を，どうやって」と細かく指導したほうが実際的です．

2. 日焼け止め指導

表V-2　SPF値の用途に応じた使い分け

SPF値	用途
≦20	乳幼児
20〜30	日常生活，化粧下地
40≦	アウトドア活動，屋外スポーツ
50＋	マリンスポーツ，汗をかくスポーツ

◆サンスクリーン剤（日焼け止め）の使用は水際で紫外線をカットするという点で，紫外線防護策として最も有効です．サンスクリーン剤はSPFとPAの2つの値を基準にして，紫外線防御能を表しています．SPFは，日焼けの主な原因となるUVB（中波長紫外線）に対する防護効果を示します（最大値50，51以上のものを50+と表記します）．一方，PAはUVA（長波長紫外線）に対する防護効果を示す基準で，＋，＋＋，＋＋＋，＋＋＋＋の4段階で表記されています．実際の患者指導では，この2つの値を参考にして，用途に応じて使い分けるように指導します（表V-2）．たとえば，「日

常生活で単独または化粧の下地として使う時は，SPF20〜30，PA++以上のサンスクリーン剤を，屋外でスポーツをする時，アウトドアでの活動をする時は，SPF40以上，PA++++を使ってください．海水浴や，激しいスポーツをする時は，水や汗に強いウォータープルーフの製品がよいでしょう．また，日常生活でも汗をかいたり，鼻をかんだり，顔を擦ったりすることがあるため，一度塗ったことを過信せず，2〜3時間を目安に塗り直すことが大切です」といった具合です．また，紫外線吸収剤が含まれず，紫外線散乱剤のみのサンスクリーン剤（「ノンケミカル」と表示）も市販されています．紫外線吸収剤は，紫外線防護効果は非常に高いものの，有機溶剤が使われています．最近はPABA（パラアミノ安息酸）のような接触皮膚炎を起こしやすい物質は使用されなくなってきていますが，パラゾールやオキシベンゼンでも頻度は低いものの接触皮膚炎を起こすことがありますので，アトピー性皮膚炎患者などにはノンケミカル製品を勧めるほうが無難なようです．

3. 知っておきたい紫外線の基礎知識

◆紫外線は発症因子ないし増悪因子として，ほぼすべてのシミに関与します．したがって，シミの予防として最も重要なのはこの紫外線からの皮膚の防護で，患者にも紫外線の有害性と防護法をしっかり説明しなければなりません．かといって，患者に紫外線による発癌機序などを詳しく説明してもあまり意味があるとは思えません．以下に実際の臨床の場で有益な紫外線のごく簡単な基礎知識を挙げます．

① 本邦では5〜7月の紫外線量が最も多く，12月の2〜3倍である．
② 北海道と九州では紫外線量に約2倍の差がある．
③ 標高1,000mごとに紫外線量は1〜2割ずつ増していく．
④ 1日のうちでは正午を中心とした前後1時間が紫外線量のピーク．
⑤ 水は紫外線を透過し防御にはあまり役立たない．
⑥ 雪面は紫外線入射光の約9割を反射する．
⑦ 衣類，特に白系の素材は重ね着をしなければ紫外線防護の効果は少ない．

7 レーザー脱毛について
～シミのレーザー治療の理論の延長上にあります～

◆従来からの電気脱毛に比べ、レーザー脱毛は痛みも少なく、一度に広範囲の処置が可能なため、今や女性の幅広い世代に受け入れられた施術になってきました。レーザー脱毛も含めて脱毛という処置が、「はたして医療行為なのか、医師が行うべきものなのか」という議論は別にして、これだけポピュラーなものになってしまうと、私たち皮膚科医もそれを全く無視することはできません。レーザー脱毛の機序やそれが皮膚に及ぼす悪影響について「レーザー脱毛を行っていないから、何も知らない」と言ってはいられなくなってきました。実際に当院でもレーザー脱毛を行ってはいませんが、他院やエステサロンで行われた脱毛によって生じた皮膚トラブルについて、一般診療の中で相談されることはよくあります。

1. レーザー脱毛の理論と実際

◆ごくごくかいつまんで、レーザー脱毛の機序を説明します。レーザー脱毛もシミのレーザー治療と同様に選択的光熱融解の理論が基礎になっています。つまり、

①脱毛の場合、レーザー光の大部分は毛幹のメラニンに吸収される。
②実際に破壊したい標的器官は真皮の奥深くまで嵌入している毛包表皮、特に毛の幹細胞（stem cell）が存在すると考えられている毛乳頭、毛隆起（bulge）、皮脂腺開口部であるということ[15]。
③同じくメラニンを含む被覆表皮にダメージを与えてはいけないということ（被覆表皮のダメージは表皮メラノサイトの傷害による色素脱失、炎症後色素沈着の原因となります）。

◆そこで，レーザー脱毛では，波長としてはルビーレーザーよりも長い755nmのアレキサンドライトレーザー，810nmの半導体（ダイオード）レーザー，1,064nmのNd:YAGレーザーが用いられます．照射時間は，毛幹のメラニンに吸収されたレーザーエネルギーが周囲の毛包表皮に波及するのに十分なミリ秒のオーダーのロングパルスレーザーが選択されます[16]．これらの波長や照射時間の異なるレーザーを，脱毛する毛の性質や部位（腋毛，陰毛，体毛，須毛など），スキンタイプによって，照射出力をアレンジして使い分けることになります．

◆たとえば，色黒の人の腋毛の脱毛などは，メラニンに吸収されにくく，真皮のより奥深くまで到達するNd:YAGレーザーがより適しているということができます．

◆そして，どの機種でも，被覆表皮の保護のためにdynamic cool device（DCD）と呼ばれる冷却装置により，レーザー照射直後に表皮は冷却され，熱ダメージから保護されます．

2. レーザー脱毛後のトラブル対策

◆まずは，基本的に脱毛という処置が皮膚科的な健常者を対象にしているということを，医師・患者双方がしっかり認識することが重要です．レーザー脱毛を行っている施設では，当然予想されるトラブル（レーザー熱による熱傷，DCDによる凍傷，皮脂腺の破壊による皮膚乾燥，脱毛部の硬毛化など）について，インフォームド・コンセントをより徹底するべきです．また，頻度の高いトラブルについては発生時の対応マニュアルの作成も必要だと思います．

a. 熱傷・凍傷

◆具体的な対応としては，熱傷や凍傷に対しては適切な創処置を施したうえで，自宅での処置の仕方も細かく指導し，自宅用の衛生材料も提供します．「不可抗力であるけれども，トラブルが起きたことには真摯に謝罪し，現時点で取りうる最もよい処置を行います」というスタンスで臨みます．

b. 乾燥性皮膚炎

◆乾燥性皮膚炎に対しては，必要に応じてステロイド外用薬により治療し，

保湿剤によるスキンケアを指導するわけですが，下腿などもともと乾燥しやすい部位の脱毛では，治療前後のスキンケアの重要性を強調し，スキンケア指導を徹底します．

c．脱毛部の硬毛化

◆レーザー脱毛後の硬毛化現象は，毛の幹細胞が完全に破壊されず，逆に刺激されてしまうため生じると考えられていますが，その詳細な機序はいまだ定かではありません．脱毛の処置をしたところ，その部位に硬くて太い毛が生えてきたというのですから，レーザー脱毛に力を入れている施設では非常に大きな問題です．対応として，ロングパルスアレキサンドライトレーザーの場合，低出力にして繰り返し照射したり，ロングパルスNd:YAGレーザーを併用したりしていますが，いまだ確実な対応策はなく模索中という状況のようです．

d．トラブルが起きた患者は他院へ向かう

◆ときに，患者はレーザー脱毛後のトラブルが生じた際，治療を受けたクリニックに相談せず，あえて一般皮膚科クリニックを受診することがあります．その真意はさまざまですが，一種独特の患者心理なのだと思います．こうした場合には，当該クリニックと患者との関係にはあえて深入りせず，本人から可能な限り脱毛処置に関する情報収集を行い，皮膚トラブルの早期解決に専念するのが得策だと思います．

V. レーザーによるシミの治療

8 レーザー治療，こんな患者にどう対応する？
～一筋縄ではいかないいろいろな患者さんがいらっしゃいます～

1. 一通りレーザー治療の説明を終了した後に，「それで，私のシミは消えますか？」と尋ねる患者

◆おそらく，それまでのレーザーに関する説明をほとんど聞いていなかったのでしょう．「自分のシミはレーザーで消えるのか？」，「それにかかる費用はいくらなのか？」，ほぼその2点にしか興味がなく，「消えるならやりたい．消えないならやらない」という意味で，消えるという保証を私たちに要求しているようなものです．基本的に医療というものは，「100％効果を保証して行うものではない」ということを理解できない人だと思います．

◆もちろん，再度ゆっくり時間をかけて説明して，理解させるというのが最良の策だと思いますが，往々にして，この種の患者は何度説明しても同様の反応を示すことが多いような気がします．忙しい外来の中で，大掛かりな手術ならいざ知らず，レーザー治療のインフォームド・コンセントにそれほど時間をかけてはいられないという実情もありますし，思い切って丁重にお断りするというのも一つの手段ではあります．

◆しかし，こうした方は基本的には治療をしたいという気持ちは強いので，初回の治療を小範囲に限って，治療費を安くして行い，実際の効果を自分自身で把握させたうえで，希望に応じて治療を進めていったほうが無難だと思います．

◆そのほか，説明の後に「素人だからわからない」と言う人がいます．こういう方は，たとえ同意書にサインをしていても，思い通りの効果が出な

ければ，医療者側の説明の如何にかかわらず，遠慮なくクレームをつけてくることがあるので，その発言自体が要注意です[17]．医療者側からすれば，インフォームド・コンセントという概念を根本から覆されたような言葉ですが，残念ながら，現代の日本の医療訴訟においては「説明は聞いたが，その時は理解できなかった．理解できるまで説明しないほうが悪い」という主張は，ある程度認められてしまうようです．

2. 治療1週間以内に「全然効果がない」と来院する患者

◆このタイプの患者は，およそ次のようなケースに類型化できます．

①レーザー照射後のこげ茶色の膜様痂疲をもって増悪したと言う患者
②照射前の説明をしっかり理解しておらず，照射すれば「すぐにシミが消える」と思い込んでいた患者
③シミがたくさんあって，実際に希望されていた部位に照射されていなかった患者
④シミの色調が非常に薄かったため，レーザー照射後の紅斑などの生体反応が少なく，照射されていないと勘違いしている患者

◆①の場合は，痂疲が一時的なもので，それが除去されれば効果がある程度目に見えてくることを説明すれば，それほど問題にはなりません．
◆②の場合は，改めて同意書の説明文を確認しながら「照射前に説明したように，レーザー治療は照射直後から効果が出るわけではありません」と優しく説明しましょう．思い込みの激しい患者の場合が多いので，医療者側が「照射前に説明しましたが，聞いていなかったのですか？」というような高圧的な態度をとると，思わぬトラブルに発展しやすいケースです．あくまでも穏やかに「治療の説明というのは理解しにくいですよね」と共感するぐらいでちょうどよいと思います．
◆③の場合は，素直に謝罪して，すぐにでも無料で再照射してさしあげるのがよいと思います．基本的に別のシミには照射されているわけですから，これでトラブルになるケースはほとんどありません．
◆④の場合も，患者と「照射した，しない」と無益な議論をしても時間の

無駄ですので、「レーザーが照射されていたか、いなかったかは別にして、もう一度治療しましょう」と言って、すぐに再照射してしまいます。これで反応がなければ、患者も納得がいくようです．

3. やたらと治療費を値切る患者

◆原則として，自由診療では料金は患者との診療契約によって決定されます．自費のレーザー治療も診療料金規定を院内掲示板やホームページにあらかじめ提示して，それに基づき算定します．規定を細かく設定し，値引きなどは一切受け付けないというのも一法だと思います．

◆私の場合は，最初から料金規定に自由度を持たせて作成しているので，自分の友人・知人のみならず，スタッフの親族・知人などに対しても，治療費を安く抑えて行うことがあります．これにはクリニックの士気が高まるという望外の効果があるようです．

◆しかし，ときに「友人を紹介したから安くして」とか「誰それの紹介だから安くして」などと，初めからあつかましい要求をしてくる人がいます．こうした方には，当然「そのような値引きシステムはございません」と少し不快な表情をわざと見せて毅然とお断りします．また，このような方は医師やスタッフのプライベートにもずかずかと立ち入ってくることがあるので，開業医としては常に一定の距離感を持って付き合うことが肝要です．

4. 他の皮膚疾患で通院中の患者に太田母斑があった時

◆通常の皮膚科診療を行っている時に，患者の顔面に太田母斑などのアザがあることに気づくことがあります．こうした時，けっして私からアザについては話を振らないようにしています．アザを主訴に来院したのでなければ，患者もレーザーがあるクリニックに来たからといって，すぐに治療を希望することはありません．これはアザを持つ患者のある種独特の心理で，「アザがある自分にすでに折り合いをつけている」のだと思います．ですから，「いまさら治療なんて」という気持ちが強くあります．しかし，それが自分自身や家族の皮膚科治療を通して打ち解けてくると，患者のほうから心を開き，「先生が治療してくれるなら……」と治療を希望してく

ださることがあります．これこそ開業冥利に尽きるというもので，私たち開業医が高い投資をして，レーザーという高額医療機器を購入する一つの意味だと思います．

◆また，乾燥性湿疹などで通院中の高齢患者から，院内待合室の自由診療の掲示を見て「先生，歳だけど，このシミはレーザーで何とかなるのかねぇ？」などと気軽な感じで相談されることもしばしばあります．そんな時「保険は効かないけど，そんなに気になるならレーザーでも当ててみますか？」と，やはり軽い感じで受け答えし，レーザー治療を行うことがあります．それで，少なからずシミが薄くなると「仲間とカラオケに行ったら，若返ったような気がしたよ」などと言って，大変喜んでくださることがあります．そんな会話も開業医の喜びの一つです．

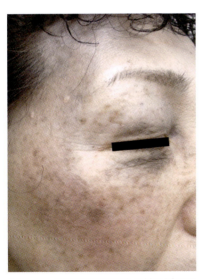

図V-25 夫の皮膚科診療の付き添いで来院した太田母斑患者
夫の診療が一区切りついたところで，「実は，先生……」とご自身の太田母斑について切り出されました．

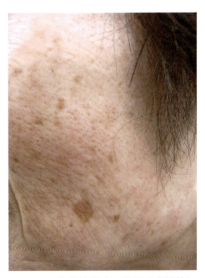

図V-26 乾燥性湿疹の治療で定期的に通院していた患者
診療を待っている間に待合室の自由診療の掲示を見て，診療時，頰部のシミについて相談を受けました．

V. レーザーによるシミの治療

■文　献

1) Anderson RR, et al : Selective photothermolysis: precise microsurgery by selective absorption of pulsed radiation. Science **220** : 524-527, 1983
2) Kurban AK, et al : Pulse duration effects on cutaneous pigment. Lasers Surg Med **12** : 282-287, 1992
3) Murphy GF, et al : Organelle-specific injury to melanin-containing cells in human skin by pulsed laser irradiation. Lab invest **49** : 680-685, 1983
4) Anderson RR : The optics of human skin. J Invest Dermatol **77** : 13-19, 1981
5) 大原國章：後天性真皮メラノサイトーシス acquired dermal melanocytosis（ADM）. Visual Dermatol **15** : 1006-1007, 2016
6) 相馬良直：老人性という病名は今の時代にそぐわない．皮膚臨床 **60** : 1014-1015, 2018
7) 岸　陽子：扁平母斑に対するレーザー治療有効例の特徴．Visual Dermatol **10** : 938-939, 2011
8) 大原國章：扁平母斑．Visual Dermatol **15** : 1026-1029, 2016
9) 大原國章：唇紅の melanosis. Visual Dermatol **15** : 1054-1056, 2016
10) 川端康浩：レーザー治療が適応となる疾患・ならない疾患．MB Derma **160** : 41-47, 2009
11) 根岸　圭：顔面の色素斑に対するレーザー・光治療の有効な用い方．Visual Dermatol **12** : 656-660, 2013
12) 佐藤典子 他：Q スイッチ Nd:YAG レーザーによるトーニング治療．Visual Dermatol **12** : 666-668, 2013
13) 川端康浩 他：遅発性両側性太田母斑様色素斑のレーザー治療．Visual Dermatol **10** : 942-943, 2011
14) 川端康浩：美容皮膚科の光と影．皮膚臨床 **46** : 1166-1169, 2004
15) Cotsarelis G, et al : Label-retaining cells reside in the bulge area of pilosebaceous unit: Implications for follicular stem cells, hair cycle, and skin carcinogenesis. Cell **61** : 1329-1337, 1990
16) Grossman MC, et al : Damage to hair follicles by normal-mode ruby laser pulses. J Am Acad Dermatol **35** : 889-894, 1996
17) 川端康浩：素人だからわからない．臨皮 **56** : 154, 2002

VI

炭酸ガスレーザーによる顔面の小腫瘍の治療

1 顔面の小腫瘍の治療上の問題点

1. 美容皮膚科では治療結果に重点がおかれる

◆母斑細胞母斑や脂漏性角化症など，顔面の小腫瘍は皮膚科ではごくありふれた疾患です．美容皮膚科では，これらは整容上の観点から治療の対象になるわけですが，その取り扱いにおいて通常の一般皮膚科と美容皮膚科との違いとは何でしょうか．

◆それは取りも直さず，美容皮膚科では治療結果により大きな重点がおかれるという点だといえます．それはけっして悪いことではありません．「少しでも傷あとをきれいにしたい」という患者の希望をかなえるために誠心誠意努力するのは，医師として当然のことです．

◆しかし，このことは美容皮膚科の大きな弱点ともいえます．つまり，治療後の「痕」に重点がおかれるため，方法論的に美容皮膚科における顔面の小腫瘍の治療法は"切除する"というよりは，YAGレーザーや炭酸ガスレーザー，高周波メスなどの機器を用いて，"焼灼する"あるいは"蒸散する"という意味合いの手技が多くなります．そして，そのような治療法は切除手術とは異なり，病理組織検査を行うことが困難になります．

2. 美容皮膚科といえども，臨床診断が非常に重要

◆われわれ皮膚科医は，皮膚腫瘍の診療においては常に「臨床診断→切除→病理診断」というステップを繰り返して，ときに臨床診断を是正しながら，自らの診断能力をも高めてきたといえます．したがって，病理診断のない美容皮膚科においては臨床診断にかかる比重は逆に非常に大きく，特

1．顔面の小腫瘍の治療上の問題点

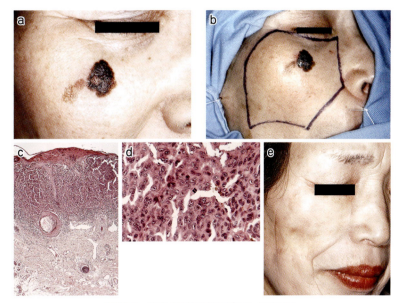

図Ⅵ-1　悪性黒子型悪性黒色腫（手術例）
a. 右頰部悪性黒子型悪性黒色腫
b. エステティックサブユニットにしたがって広範囲切除
c. 病理組織像（弱拡大）：腫瘍巣は真皮中層まで浸潤
d. 病理組織像（強拡大）：核分裂像が目立つ
e. 全層植皮後

に悪性黒子（図Ⅵ-1）や基底細胞癌などの皮膚悪性腫瘍と，母斑細胞母斑や脂漏性角化症などの皮膚良性腫瘍との鑑別は非常に重要になります．"何だかわからないけれど取ってしまおう"式の治療を行っていると，いつか必ず辛酸をなめることになるでしょう．

◆普段から自らの診断能力の向上に努力するとともに，実際の診療においては診断に一定以上の時間と労力を費やし，たとえ美容目的といえども臨床診断に少しでも疑問があれば，患者によく説明し，切除ないし生検といった治療法の変更を考慮するべきだと思います．

◆「臨床診断を十分検討したうえで，顔面の小腫瘍の治療法を考える」．これが，美容皮膚科，美容皮膚外科における顔面の小腫瘍の取り扱いの要点だと思います[1]．

2 顔面の小腫瘍（隆起性病変）の鑑別
～炭酸ガスレーザーの蒸散術の適応になるもの・ならないもの～

1. 炭酸ガスレーザーの蒸散術の適応になる小腫瘍

◆適応となるのは主に良性の小腫瘍に限られ，脂漏性角化症（老人性疣贅），アクロコルドン（スキンタッグ），母斑細胞母斑（特に半球状に隆起した真皮型母斑細胞母斑），汗管腫，眼瞼黄色腫，血管拡張性肉芽腫（ボトリオミコーゼ），脂腺増殖症，老人性血管腫などがよい適応になります．

◆悪性腫瘍は一般的には炭酸ガスレーザー治療の適応になりませんが，日光角化症は病理組織学的に腫瘍細胞が皮膚の最外層である表皮内にとどまっている状態なので，炭酸ガスレーザーによる蒸散術でも根治可能です．特に顔面に日光角化症が多発した場合などでは，整容的な観点から炭酸ガスレーザーによる蒸散術のほうが，外科的切除に比べると患者の治療満足度ははるかに高くなります（図Ⅵ-2，3）．また，多発例には紫外線曝露によるフィールド癌化という観点から，イミキモド外用（ベセルナクリーム）による治療も有効です．しかし，治療が長期間に及ぶので，治療中の患者の苦痛というものも考慮すると，保存的治療のほうが患者への侵襲度が低いとは必ずしもいえないと思います．

2. 炭酸ガスレーザーの適応にならない小腫瘍

◆基底細胞癌，悪性黒子，悪性黒子型悪性黒色腫，有棘細胞癌などの悪性腫瘍が適応にならないのは当然として，日光角化症でも腫瘍細胞の真皮への浸潤を疑うようなら，切除術を選択したほうがよいでしょう（図Ⅵ-4）[2]．良性腫瘍でも，臨床診断がときに難しい毛包系腫瘍（図Ⅵ-5）やリンパ

2. 顔面の小腫瘍（隆起性病変）の鑑別

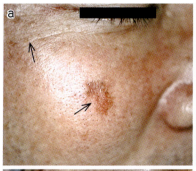
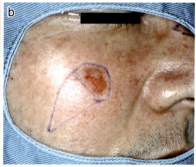
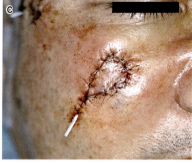

図Ⅵ-2 日光角化症（手術例）
顔面に日光角化症が多発している症例（a）に対して，一つひとつの病変を外科的に切除するのでは（b），医療者の負担もさることながら，患者への侵襲も大きく，術後の整容的満足度も高くありません（c）．

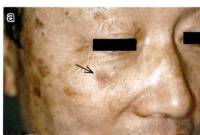
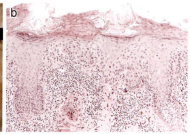
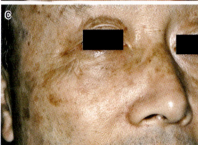

図Ⅵ-3 日光角化症（炭酸ガスレーザー蒸散例）
日光角化症（a）の腫瘍病巣は，ほぼ表皮内に限局しているので（b），炭酸ガスレーザーによる蒸散術は根治的にも整容的にも満足度の高い効果が得られます（c：蒸散術後6ヵ月）．

Ⅵ. 炭酸ガスレーザーによる顔面の小腫瘍の治療

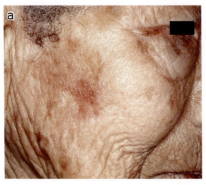
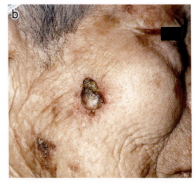

図Ⅵ-4　日光角化症（放置例）

日光角化症（a）は癌前駆症で，その時点では痛みを伴ったり，転移したりするわけではないので，高齢者は特に「あえて治療しなくても……」という気持ちになりがちです．しかし，それをそのまま受け入れて放置すると，高率に有棘細胞癌に移行してしまいます（b：aの2年後の臨床像）．

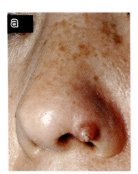
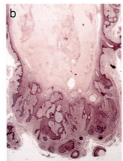
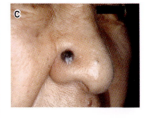

図Ⅵ-5　その他の腫瘍
a. 左鼻翼の毛包腫，b. aの病理組織像，c. 右鼻翼の基底細胞癌

球腫には，安易に蒸散術を行わないほうが無難です．もちろん，生検などにより病理診断が確定していて，炭酸ガスレーザーによる蒸散術のほうが術後の整容的効果がはるかに高いと考えられる場合はその限りではありません．嚢腫病変では，アテロームなどの角質嚢腫は適応になりませんが，小さな汗腺系嚢腫などは蒸散術のよい適応になります．

3 基底細胞癌とその他の腫瘍との鑑別
〜顔面の小腫瘍の診療で最も重要なことは
基底細胞癌を見逃さないことです〜

1. 常に基底細胞癌を念頭に

◆顔面の小腫瘍としては，頻度的には脂漏性角化症，母斑細胞母斑が圧倒的に多いのですが，その鑑別疾患として，常に念頭においておかなければならないのは基底細胞癌です[3]．基底細胞癌は鼻部を中心とした顔面正中部に好発し，臨床的には蠟様光沢を有する黒色小結節が基本で，辺縁部では細かな萌芽状突出が見られます．ときに表面が潰瘍化し，クレーター状を呈することがあります（結節・潰瘍型）．表面に潰瘍を伴う例や直径1cm以上の大きなものは，脂漏性角化症や母斑細胞母斑との鑑別は比較的容易です．しかし，小さな病変ではときに鑑別が非常に難しいことがあるので，少しでも臨床診断に迷いがあれば，積極的に生検をして病理組織学的に確認するという心構えが必要です（図Ⅵ-6）．

2. 脂漏性角化症

◆脂漏性角化症は，腫瘍表面が粗糙ないし微細顆粒状に角化している点で基底細胞癌と鑑別可能です．軽く液体窒素で圧抵すると，表面の微細顆粒状変化が明瞭化するので，基底細胞癌との鑑別に有用です．

3. 母斑細胞母斑

◆鑑別がときに困難なのは母斑細胞母斑です．小型の基底細胞癌は表面が平滑なことが多いので，触診が鑑別上非常に重要になります．もちろん，基底細胞癌のほうが硬く触れることが多いのですが，母斑細胞母斑でも真皮の母斑細胞母斑が密に増殖していると，やや硬く触れることがあります

Ⅵ. 炭酸ガスレーザーによる顔面の小腫瘍の治療

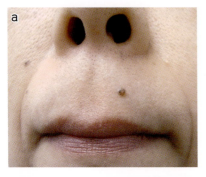
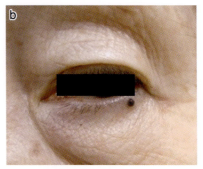
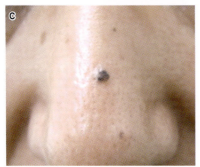
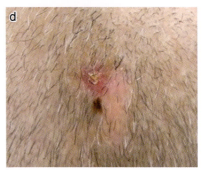
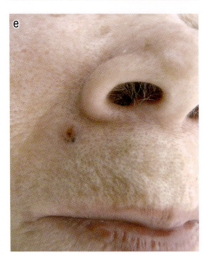

図Ⅵ-6 基底細胞癌のいろいろ
全例，開業後に経験した基底細胞癌です．小型の基底細胞癌の場合，臨床診断がときに難しい場合があります．「このホクロを取ってください」「はい，わかりました」といった流れ作業を行っていると，思わぬ落とし穴にはまります．臨床診断には常に一定の時間と労力をかけるべきです．
（dは白人の頭部発症例，eは他院での炭酸ガスレーザーによる蒸散後再発例）

3. 基底細胞癌とその他の腫瘍との鑑別

し，基底細胞癌でも病巣内に囊腫構造を有するものは軟らかく触れることがあります．

4. 病歴の聴取・ダーモスコピーの活用

◆病歴では，母斑細胞母斑のほうが若年より存在しますが，概して患者の記憶は曖昧で，どの皮膚疾患についてもいえることですが，病歴にとらわれすぎると診断を誤ることになりかねません．

◆また，ダーモスコピーを使用すると基底細胞癌の場合，典型例では葉状構造，車軸構造，樹枝状血管などの所見が明瞭に観察され鑑別に非常に有用です．悪性黒子型悪性黒色腫は悪性黒子の状態，つまり黒色斑の時期が一般に10年以上続き，その斑上に黒色結節が生じてくるので，顔面の小腫瘍の鑑別として苦慮することは実際にはそれほど多くありません．

5. 悪性疾患を見逃さない

◆美容皮膚科を掲げると，"シミ"や"ホクロ"の切除を希望して来院する患者は日々絶えません．美容目的の患者は「このシミ，ホクロは何ですか？」とは言いません．「自分のシミやホクロがレーザーできれいに取れるのか？，それにいくらかかるのか？」，専ら興味はこの一点に限られます．この受け答えに慣れすぎると，肝心の臨床診断がおろそかになってしまいます．シミと悪性黒子，ホクロと基底細胞癌の鑑別は常に念頭においておかなければなりません．

◆また，一つの病変を子細に観察して，その病変に対する診断精度を高めるということと，日々多忙な日常診療の中で，診察する数多くの病変の中から悪性疾患を見逃さないということとは，別の能力が要求されるものだと思います．大学病院などでは前者の能力が珍重されますが，われわれ一般臨床医に必要なのは，むしろ後者の能力だとつくづく実感しています．

4 炭酸ガスレーザーによる蒸散術の実際

1. 炭酸ガスレーザー（図Ⅵ-7, 8）

◆炭酸ガスレーザーの波長は10,600nmで，組織中の水分にほとんど吸収され，熱エネルギーに変換されます．炭酸ガスレーザーを連続波のfocused beam（集束ビーム）で照射すれば，組織を切開できますし，defocused beam（非集束ビーム）で照射すると，組織を蒸散できます．

◆炭酸ガスレーザーによる蒸散は，電気メスなどを用いた焼灼に比べると周囲組織への熱作用の波及が少なく，標的組織をより限局的に除去することが可能です．

◆また，高エネルギー可変式短パルス発振型（ウルトラパルス）炭酸ガス

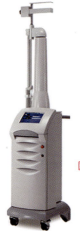

図Ⅵ-7 ルミナス社製ウルトラパルス炭酸ガスレーザー：UltraPulse®

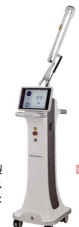

図Ⅵ-8 シネロン・キャンデラ社製フラクショナルモード搭載炭酸ガスレーザー：CO_2RE®

レーザー（図Ⅵ-7）は，照射時間（パルス幅）が2ミリ秒以下と非常に短いので，周囲組織への熱拡散は連続波のdefocused beam照射よりさらに少なくなります．蒸散部の炭化（焦げ）が著しく少ないので，小さな病変の蒸散や皮膚表面を浅く蒸散する手技（スキン・アブレージョン：削皮術）に適します．パターンジェネレーター機能により，やや広い面積に均一に照射することも可能です．

◆最近の炭酸ガスレーザーにはフラクショナルモードが搭載され（図Ⅵ-8），微細なレーザーを一定間隔で無数に照射し，表皮から真皮上層までに適度な熱変性を与えることによりフラクショナルリサーフェシング治療が行えるものもあります[4]．

2. 脂漏性角化症（老人性疣贅）

◆大きな病変は連続波のdefocused beamで，小さな病変は短パルス照射で，炭化した組織を生理食塩水に浸したガーゼなどで少しずつ拭き取りながら蒸散していきます．最終的に炭化した一層を上部に残して，周囲皮膚表面と同じレベルに平坦になるまで蒸散します[5,6]．炭酸ガスレーザーによる蒸散では出血がほとんどないので，蒸散の深さをしっかり確認しながら治療していくことが可能です（図Ⅵ-9）．

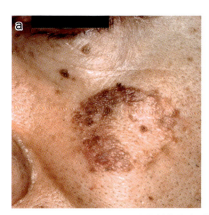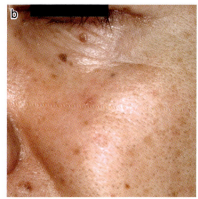

図Ⅵ-9　**脂漏性角化症（炭酸ガスレーザー蒸散例）**
扁平に隆起した局面型の脂漏性角化症（a）は，炭酸ガスレーザーによる蒸散の最もよい適応．病変を一様に蒸散することで，非常に高い治療満足度を得ることができます（b）．

◆脂漏性角化症と日光性黒子（老人性色素斑）は同一スペクトラム上の病変といえます．表皮の肥厚が著しいものは炭酸ガスレーザーによる治療が有効ですが，表皮肥厚が少なくメラニン色素を多く含んだものはQスイッチルビーレーザーや，Qスイッチアレキサンドライトレーザーによる治療のほうが有効かつ安全です．

◆また，脂漏性角化症に対しては液体窒素で凍結療法を行う場合「いぼ等冷凍凝固法」として各種健康保険が適用できます．患者の負担するコストは「いぼ等冷凍凝固法」のほうが安くなりますが，液体窒素による冷凍凝固では，1回の治療で確実に除去することが困難であること，治療後の炎症後色素沈着が強いことなどを考慮すると，炭酸ガスレーザーによる治療のほうがコスト面以外の満足度は高いようです．

◆治療法の選択は，患者の希望もよく聞いて，総合的に考える必要があります．

3. 母斑細胞母斑

◆半球状に隆起した真皮型母斑細胞母斑が，よい適応になります．脂漏性角化症と同様に炭化部分を残して平坦になるまで蒸散します（図Ⅵ-10）．母斑細胞母斑の場合は組織内含有水分量の違いのせいか，脂漏性角化症のようにボロボロと剥がれ落ちるようでなく，少しねっとりと除去されていきます．

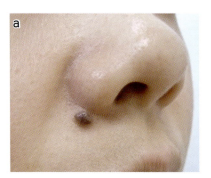
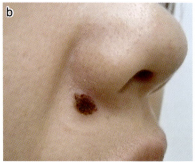

図Ⅵ-10　真皮型母斑細胞母斑
a：治療前，b：炭酸ガスレーザーによる蒸散直後

◆真皮型母斑細胞母斑は年齢とともに皮膚表面から隆起してきますが，逆に軟らかくなって，色素自体も減少していきますので，中高年者の病変の治療ほど，施術後の整容的満足度は高くなります．若年者や複合型の母斑細胞母斑で含有色素の多いものは，病変を平坦にしただけでは，色素が残存したり，時間の経過とともに再発したりすることがあります．それでも，初回の治療は，病変を平坦にすることころまでにとどめておいたほうが無難です．根治性を高めるために，真皮深くまで蒸散すると，上皮化後に陥凹や肥厚性瘢痕を生じてしまうおそれがあります．

◆あくまでも母斑細胞母斑が良性の病変であるという前提のもとに，「病変をすべて除去することにこだわって瘢痕や陥凹を残すより，多少病変が残存していても，施術前より目立たなくなっていればそれでよい」，「取り残しが気になったなら再蒸散すればよい」というスタンスで治療するほうが安全です．もちろん，この考え方は術前にしっかりインフォームド・コンセントしておきます．

4. 汗管腫

◆中高年女性の眼瞼周囲に多発し（図Ⅵ-11），夏季に増悪する汗管腫は炭酸ガスレーザーのよい適応です．汗管腫の治療では，真皮上層のオタマジャクシ状あるいはコンマ状の腫瘍細胞索とそれを取り囲む成熟した結合組織を熱作用によって破壊します[5]．一つひとつの汗管腫をレーザーによって蒸散していけば，術後の瘢痕はほとんど目立たず，患者の整容的満

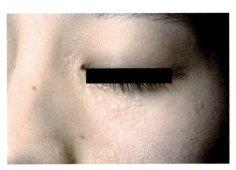

図Ⅵ-11 **汗管腫**

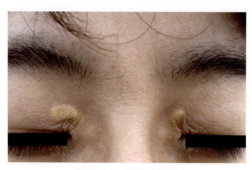

図Ⅵ-12　眼瞼黄色腫

足度は非常に高いようです．

5. 血管拡張性肉芽腫（ボトリオミコーゼ）

◆液体窒素による冷凍凝固でも効果がありますが，1回の治療で除去することは困難なので，1回の治療で十分な効果が得られる炭酸ガスレーザーによる蒸散のほうが優れています．

◆ときに付属器系良性腫瘍との鑑別を要することがあるので，蒸散前に腫瘍の基部より shave して，検体として提出し病理検査を行っておいたほうが安全です．病変そのものは大きくても，案外有茎性で基部は細いことがあるので，蒸散面積は思いのほか小さく済むことがあります．

6. 眼瞼黄色腫（図Ⅵ-12）

◆通常高コレステロール血症を伴うことはなく，たとえ偶発的に伴っていても，高脂血症治療薬の内服は無効です．

◆炭酸ガスレーザーの熱作用により，真皮の黄色腫細胞，泡沫細胞を蒸散します．眼瞼皮膚は非常に薄いので，蒸散により周囲皮膚は収縮します．大きな病変を一度に蒸散してしまうと，上眼瞼の引きつれを起こすおそれがあるので，最初から治療を何回かに分けて行うように計画しておいたほうが無難です．

7. 脂腺増殖症

◆隆起部分を真皮上層まで，周囲皮膚と同じ高さまで蒸散します．瘢痕形成はほとんど見られず，術後満足度は非常に高くなります．

8. 老人性血管腫

◆パルス色素レーザーも有効ですが，炭酸ガスレーザーによる蒸散のほうが確実で簡便です．
◆特にやや大きめで少し隆起した病変は，炭酸ガスレーザーによる治療のほうが優れています．小さな病変では局所麻酔を行わずとも，表面麻酔での治療も可能です．

■ 文　献

1) 川端康浩：レーザー治療が適応となる皮膚疾患・ならない皮膚疾患．MB Derma **160**：41-47, 2009
2) 川端康浩：皮膚疾患の chronology 日光角化症．Visual Dermatol **1**：448-449, 2002
3) 川端康浩：日常診療における美容皮膚科・美容皮膚外科のコツ　顔面の小腫瘍の診断．MB Derma **118**：68-73, 2006
4) Manstein D, et al：Fractional photothermolysis：a new concept for cutaneous remodeling using microscopic patterns of thermal injury. Laser Surg Med **34**：426-438, 2004
5) 橋本　透：日常診療における美容皮膚科・美容皮膚外科のコツ　炭酸ガスレーザー．MB Derma **118**：127-136, 2006
6) 松下哲也 他：レーザー治療 手技の実際．皮膚科医がはじめる Cosmetic Dermatology，南江堂，131-143, 2003

にきびの治療

はじめに

　にきびの治療は，この数年で劇的に変わりました．「にきびは皮膚科へ」のキャッチフレーズをテレビコマーシャルでも見るようになり，にきび患者の皮膚科への期待度は高まっているといえます．にきび治療に精通することは，患者の満足度を上げるうえでも欠かせない時代となったわけです．そのためにもまず，にきびの原因とメカニズムについてきちんと把握し，にきびの状態や肌質に合った薬を選んでいくことが大切だと思います．どの病気にも当てはまることだと思いますが，にきびという「敵」の本質を知ってこそ，その敵をやっつける正しい手段が選べるのです．にきび患者にも，「敵をやっつけるためにも，にきびのことを知っておきましょうね」と一言加えると，にきびという病気に対する意識が変わってくるように思えます．

Ⅶ. にきびの治療

1 にきびの原因とメカニズム

1. にきびの原因

◆にきびの原因は，

> ①思春期になり男性ホルモンが増える⇒皮脂の分泌が多くなる
> ②皮膚表面が乾燥する⇒毛穴に角質が詰まって皮脂がたまる

この二つがきっかけとなります．一つひとつ見ていきましょう．

a．性ホルモンによって皮脂の分泌が多くなる

◆まず①についてです．皮脂の分泌[1]には，男性ホルモンが影響します．女性では10〜20代がピークでその後は少しずつ減っていきますが，40代くらいまでは皮脂が出やすいといわれています．男性の場合は，やはり10代から増えはじめ，40代がピークとなり，その後徐々に減っていきます．

◆患者には，「お年ごろになって，女性ホルモンや男性ホルモンが増えてきます．その中でも男性ホルモンは，毛穴から皮脂というアブラをたくさん作る働きがありますので，肌がべたべたしてきます．特に皮脂腺の多い顔のTゾーン（額から鼻にかけて）は脂っぽくなってきますよね」と，にきびができるきっかけを説明していきます．性ホルモンの説明をすると，にきびは決して悪者ではない（ただし敵ではあるけど）という理解につながるようです．

◆また，30〜40代の大人にきびで悩まれている患者には，「まだまだ性ホルモンが働いているのですよ．だから，艶っぽくなるのですね」，さらに生理前ににきびが悪化する患者には「生理前には黄体ホルモンという女

性ホルモンが増えます．このホルモンは男性ホルモンに近い働きもするので，にきびが悪くなってしまうのです．でも，生理を止めるわけにはいきませんから，にきびの治療をキチンと続けましょうね」と，お話ししています．

◆実は，この性ホルモンの説明には，大きな罠を仕掛けてあります．にきびが治りにくい理由は性ホルモンのせいであり，あくまでも治療が悪いわけでも患者が悪いわけでもない，という逃げ道を作っているのです．このような逃げ道をいくつか作っておくと，にきびがなかなか治らず困った患者との信頼関係向上にも役立つようです．なお，皮脂の分泌が増える原因には，夜更かしなどの不規則な生活や食生活の乱れなどもあります．この点については，本章第7項で説明します．

b. 皮膚表面の乾燥によって毛穴に皮脂がたまる

◆次に②についてです．皮膚が乾燥する理由としては，まず女性の場合は，20代を過ぎると皮脂の分泌量が少しずつ減り，皮膚が乾燥しやすくなることが挙げられます．また，秋冬など空気が乾燥しやすい時期や，エアコンなどで室内の湿度が下がっている環境では，皮膚の水分は奪われて乾燥しがちとなります．

◆さらに，誤ったスキンケアで乾燥がひどくなっている例もあります．たとえば，小学校高学年になっても洗顔をしていないため古い角質が残って毛穴をふさいでしまっていたり，逆に皮膚の脂を取り除こうとして石鹸で洗いすぎて乾燥してしまったり，などです．

◆乾燥対策には保湿が必要です．毛穴に詰まった角質対策には，アダパレンや過酸化ベンゾイルの外用薬が効果的です．具体的な対策方法については，本章第4～6項で説明します．

2. にきびのメカニズム

◆にきびのメカニズムは，にきびのできはじめから悪化する各段階について理解すると，治療が行いやすくなると思います．患者にも各段階の写真（図Ⅶ-1）や図を見せながら説明すると，「あっ，わたしのこれだ！」と同意が得られやすくなります．

VII. にきびの治療

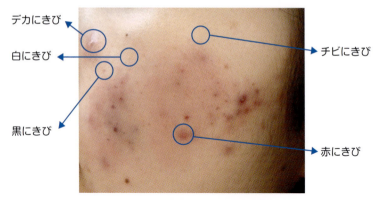

図VII-1　各段階のにきびの臨床像

a. にきびのできはじめ「初期にきび」

(1) 微小面皰（にきびの一歩手前の状態「チビにきび」）（図VII-2）

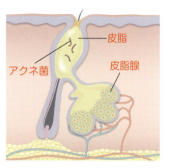

図VII-2　チビにきび

◆男性ホルモンにより皮脂腺が活性化されて皮脂の分泌が多くなり，毛穴が広がり，皮膚表面は皮脂が浮いてベタつきを感じはじめます．見た目にはまだにきびはできていないけれども，毛穴に皮脂がたまりはじめると，顕微鏡レベルの観察では毛穴の小さな詰まりが認められます．これが微小面皰で，患者には「まだ目には見えないけど，毛穴の奥にはチビにきびができはじめていますよ．ひどくならないようにするには，今が大切！」と説明します．

(2) 閉鎖面皰「白にきび」（図VII-3）

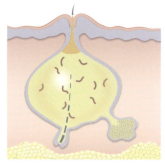

図VII-3　白にきび

◆白にきびは，皮脂が毛穴の中に詰まって，白くブツブツふくらんで見える状態で，にきびの初期の段階です．額や頬にできやすく，「顔がざらざらする」，「ブツブツする」という訴えが，まさに白にきびにあたります．

（3）開放面皰「黒にきび」（図Ⅶ-4）

◆黒にきびは，酸化した古い皮脂と角質が毛穴の表面を塞いで，黒くブツブツふくらんで見える状態です．鼻周辺にできやすく，「毛穴の汚れが気になる」，「毛穴の黒ずみが気になる」という訴えが，まさに黒にきびにあたります．

（4）「初期にきび」の治療

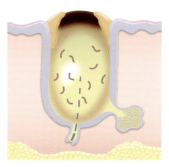

図Ⅶ-4　黒にきび

◆白にきび・黒にきびの段階では，余分な皮脂が毛穴に詰まっているだけなので，毛穴の詰まりを取り除くアダパレンや過酸化ベンゾイルで治療することで，傷痕を残さずにきれいに治すことができます．

◆炎症が起きる前に治療することが大切で，「まだ大丈夫だよ，こんなのほっといて」という言葉は，患者がにきびを治そうとして思い切って受診してくださった気持ちを踏みにじってしまうのみならず，投げやりな態度だという医師への評価ダウンにもつながってしまいます．初期にきびこそ「今来てよかったね．まだひどくなる前なので，きっときれいに治りますよ」の声かけが大切だと思います．

b．にきびがひどくなってしまうと…「悪化にきび」

（1）紅色丘疹「赤にきび」（図Ⅶ-5）

◆アクネ菌は皮膚に存在する常在菌です．皮脂を好み酸素を嫌うため，皮脂のたまった面皰の中で増えてきます．増えすぎてしまった菌は，皮脂に作用して遊離脂肪酸やリパーゼを産生し，それにより角化異常や炎症が引き起こされ，赤く盛り上がった赤にきびとなります．

（2）膿疱・嚢腫・結節（赤いしこり「デカにきび」）（図Ⅶ-6）

◆アクネ菌が増えたままで放置されると，毛穴に膿がたまって大きく腫れて痛みを伴った膿疱となります．さらに毛穴が破壊されると，皮下にブヨブヨした膿のたまった袋ができて嚢腫となります．また，硬く盛り上がってしこりが生じると結節になることもあります．いずれも炎症が強い重症のにきびで，にきび痕が残りやすく，陥没したり隆起したり黒ずんだりし

Ⅶ. にきびの治療

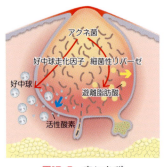

図Ⅶ-5 赤にきび

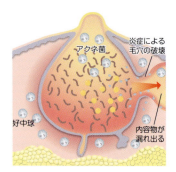

図Ⅶ-6 デカにきび

て，見た目がとても悪くなってしまいます．

（3）悪化していくにきびの治療の考え方

◆このように，炎症のない初期にきびから，炎症のある赤にきび・デカにきびと悪化していく経過を知っておくことは，とても大切だと思います．患者がどの段階のにきびなのか，それにより治療方法が異なってくるからです．また，治るまでの期間や治った痕が残るかどうかも異なってきます．

◆ここで問題となることが一つあります．一人の患者にはいろいろな段階のにきびが混在していることが多い，ということです．顎にデカにきびが数個あり，額には白にきびと黒にきび，頬には赤にきび…，すべての段階が混在している症例に出会うこともしばしばあります．その場合は，まず一番悪い段階のにきびの治療を優先させるほうがいいと思います．そして悪化にきびが改善してきたら，徐々に初期にきびの治療へと変えていくのです．悪化にきびと初期にきびの治療を両方いっぺんに行おうとすると，外用方法が複雑になったり内服が多くなったり，だいたい失敗することが多いようです．

3. にきびの統計から見るにきび患者の本音

◆ここで，にきびについての統計をお示しします．10～59歳の男女を対象としたwebアンケート調査[2]によりますと，既往も含めたにきびの経験者は，男性79.1％，女性82.4％でした．8割もの人ににきびの経験がある，ということになります．

a. にきびの発生部位

◆現在にきびのある対象者について，にきびの生じている部位を調査した結果，20歳未満では，男女とも額が最も多く，次に頬，口周・顎の順となっています．

◆一方，20歳以上では，男性では頬が最も多く，顎，口周，額の順で，女性では顎が最も多く，額，頬，口周の順でした．以前から，思春期のにきびは額から鼻（Tゾーン），大人にきびは頬から顎（Uゾーン）といわれていましたが，統計的にも証明されたことになります．典型的なにきびの臨床写真をお示しします（図Ⅶ-7）．

b. にきびの症状

◆にきびの症状は，男女とも過半数に軽度の炎症症状を認め，男性25.6％，女性30.2％は面皰主体でした．また，にきび痕の経験がある人は男性44.3％，女性47.6％でした．過半数にすでに赤にきびが生じていて，4割以上の人ににきび痕の経験があるというデータは，皮膚科医にとっては少しショックなデータだと思いましたが，炎症初期の赤にきびを悪化させずにきれいに治すことが，皮膚科医の腕の見せ所だと考えられます．

c. にきびの対処法

◆一方，現在にきびのある対象者について，にきびへの対処法を調査した結果では，「医療機関の受診」は，男性14.6％，女性18.6％と2割にも満たない数字でした．

◆では，どのような対処をしているのかというと，「洗顔」（男性51.2％，女性55.7％），「市販薬・化粧品での対応」（男性23.9％，女性34.0％），「自分で潰す」（男性24.6％，女性26.0％）が多く，続いて「食生活の改善」，「睡眠時間を増やす」，「ストレス対策」などがあり，「特に処置しない」（男性26.0％，女性15.5％）も結構多くありました．

d. 医療機関を受診しない理由

◆にきびがあっても医療機関を受診しない理由としては，自然治癒を期待して待つという回答が男女ともに半数以上を占め，次いで，面倒，病気として認識していない，治療費が高いなどでした．また，医療機関に行ってもよい治療がないとの回答が男性11.9％，女性17.0％に見られました．

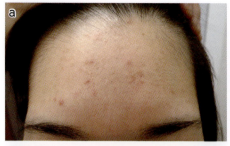
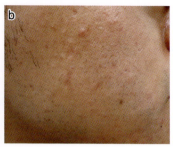
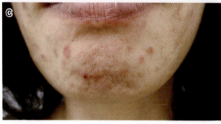

図Ⅶ-7　典型的なにきびの臨床写真
a. 20歳未満に最も多い額のにきび
b. 20歳以上の男性に最も多い頬のにきび
c. 20歳以上の女性に最も多い顎のにきび

e. 通院を中止した理由

◆にきびで医療機関を通院していながら中止した人の調査では，中止の理由として，男性では「面倒なので」33.3％，「症状が良くなったので」26.7％，「忙しいので」13.3％，女性では「症状が良くなったので」39.6％，「症状が良くならないため」25.0％，「忙しいので」12.5％，「面倒なので」10.4％でした．医療機関を受診したにきび経験者の受診時の総合満足度は，満足以上が男性で25.0％，女性で30.6％でした．

f. にきび患者の本音への対応

◆にきび治療を必要とする患者は，まだまだたくさんいると思います．その一方で，医療機関への通院は，忙しいし，面倒だし，あまり期待もできないし，行っても良くならないし，満足しないし……という，にきび患者の本音が，このアンケート結果で見えたと思います．

◆私たち皮膚科医は，この本音を真摯に受け止めて，にきび患者がきちんと通院してきちんと治るように，丁寧なにきび治療に取り組んでいくことがとても大切だと思います．

本邦におけるにきび治療の変遷

1. 1980年代のにきび治療

◆時代とともに，にきび治療は劇的に変わりました．

◆以前は，にきびは「青春のシンボル」ともいわれていて，思春期の生理的な現象の一つという位置づけでした．当時の皮膚科医の名言があります．「一に洗顔，二に洗顔，三四がなくて，五に薬」といわれていたのです．すなわち，とにかく洗顔さえしておけばいい，ひどくなったら抗菌薬で治療するという時代が長かったと思います．

◆私が医者になって1年目の時（1986年です．当時は初期研修医制度がなく，医学部を卒業してすぐに大学の皮膚科医局に入局しました），とてもひどいにきびの20代の女性患者を担当したことがありました．

◆顔全体を埋め尽くすように膿疱が多発していて，入院治療をすることになりました．当時の病棟医長の先生と一緒に，ほぼ毎日膿疱部の切開や面皰圧出を行い，抗菌薬の内服に点滴も併用して治療しました．患者には毎日泣かれました．2週間ほどで膿疱はほぼなくなり退院しましたが，陥没したにきび痕が残ってしまいました．その頃は，「にきび痕が残っても，にきびが治ったのだからよかったよね」と患者に伝えた記憶があります．

◆今から思うと，『ちっともよくないよね，ひどいにきび痕が残ってしまって本当に申し訳ない』という気持ちでいっぱいです．ただ，当時としてはできる限りのことをしたとは思いますが……．

2. 2000年代前半までの主なにきび治療

◆にきび全般に対する治療は，補助的内服療法として，毛包表皮の角化を抑制するビタミンA，皮脂産生を抑制するビタミンB_6，過酸化脂質産生を抑制するビタミンEが使用されていました．

◆また，各症状ごとに，以下のような治療が行われていました[3]．

a．非炎症性の皮疹（面皰）に対して

◆局所外用療法として，イオウ含有ローション（クンメルフェルド液，イオウカンフルローションなど），内服療法としては，特殊な治療として総合代謝ホルモン剤（メサルモンF：現在販売終了）が使用されていました．面皰対策の治療は，ほとんどなかったといっていいと思います．

b．炎症性の皮疹（赤色丘疹，膿疱など）に対して

◆局所外用療法として，炎症を抑えるイブプロフェンピコノール（スタデルム®クリーム），抗菌薬としてナジフロキサシン（アクアチム®クリーム・ローション），リン酸クリンダマイシン（ダラシン®Tゲル）が使用されていました．使用できる外用薬はこれしかなく，抗菌薬内服に頼らざるを得なかったと思います．内服療法として，テトラサイクリン系抗菌薬の塩酸ミノサイクリン（ミノマイシン®），塩酸ドキシサイクリン（ビブラマイシン®），マクロライド系抗菌薬のロキシスロマイシン（ルリッド®），クラリスロマイシン（クラリス®），その他ニューキノロン系やセフェム系も汎用されていました．また，漢方薬として，にきびや化膿性皮膚疾患に保険適応となっている十味敗毒湯，荊芥連翹湯，清上防風湯，桂枝茯苓丸加薏苡仁，排膿散及湯が使用されていました．漢方薬は現在もよく使用されており，後ほど本章第5項で，使用するコツについて解説したいと思います．

c．にきびの重症型（集簇性にきび）に対して

◆炎症性の皮疹に対する抗菌薬と同じ内服薬が使用されていましたが，抗菌薬が効かない例も多く，全身療法として副腎皮質ホルモン剤やジアフェニルスルホン（DDS：レクチゾール®），レチノイド（チガソン®）などが使用されていました．

d. ケミカルピーリングの導入

◆ 2000年代に入り，これまでのにきび治療ではなかなか改善できないにきびやにきび痕に対する画期的な治療として，ケミカルピーリングが皮膚科や美容皮膚科で導入されはじめました．ケミカルピーリングの導入により，抗菌薬の減量や中止が可能となった例も多く，また，にきび痕も改善できて，にきび患者のQOLは格段に上がりました．しかしながら，自費診療であり患者負担が大きいこと，ピーリングの説明や施術に手間がかかることなどの問題点もありました．なお，ケミカルピーリングの詳細につきましては，Ⅲ章をご覧ください．

3. にきび治療の転換期から成熟期へ 〜「尋常性痤瘡治療ガイドライン」を活用して〜

◆ 2008年にディフェリン®ゲルが発売されてから，にきび治療は転換期を迎えました．尋常性痤瘡治療ガイドライン[4]が策定され，にきびの標準的な治療が日本で初めて文章化されました．

◆その後，2015年に過酸化ベンゾイル（ベピオ®ゲル）と過酸化ベンゾイル／クリンダマイシン配合剤（デュアック®配合ゲル），2016年にアダパレン／過酸化ベンゾイル配合剤（エピデュオ®ゲル）が発売され，にきび治療は成熟期を迎えようとしています．それに伴い「尋常性痤瘡治療ガイドライン」は2016年[5]と2017年[6]に改訂され，急性炎症期と維持期の治療方法が明確となり，さらに全期間においてスキンケアの重要性も明記されました．

◆最新版の「尋常性痤瘡治療ガイドライン2017」は，40ページほどあります．上手に活用するためには，まずはじめに「尋常性痤瘡治療ガイドライン2017の要点」[7]を読むと，ガイドラインの意味やガイドラインが治療の近道であること，そしてにきび治療の注意点などがコンパクトにまとめられていますので，ガイドラインを理解しやすくなると思います．

◆その後に，「尋常性痤瘡治療ガイドライン2017」に一通り目を通します．その際には，「尋常性痤瘡治療アルゴリズム2017」の図を見ながら読んでいくと，にきび治療の流れがつかみやすくなると思います．

Ⅶ．にきびの治療

◆また，私は「尋常性痤瘡治療ガイドライン 2017」を辞書のように利用しています．「CQ，推奨度，推奨文と解説」では，にきび治療用の内服，外用，ケミカルピーリング，光線療法，スキンケアなどの有効性，有用性について細かく記載されています．にきび治療に今まで使用してきた薬剤の使い方を改めて見直したり，新しく使ってみようと思う薬剤について使い方や注意点を確認したりできます．ついつい漫然とした治療になりがちな場合でも，改めて見直すと，頭の中が整理整頓され，より適切な治療を選択する参考になります．

◆ただ，ここで気をつけなければならないことは，ガイドラインは日本におけるにきびの標準的な治療が記載されていますが，実際には標準的な患者ばかりではありません．この標準的な治療をベースにして，患者の臨床症状や生活習慣，要望などを考慮して，患者に合わせた治療を行うことで，患者満足度を格段に上げることができると思います．

3 私のにきび治療方針①
~大切な問診・触診・視診~

◆私がにきび治療を行う際に，心がけていることがいくつかあります．まず，患者の話をよく聞いて，肌の状態をよく観察して，その上で治療方針を決めていきます．

◆治療には外用と内服がありますが，外用薬を使用する時には，スキンケア指導も同時に行うようにしています．また，生活指導や食事指導も行いながら，治療を進めていきます．それでは，具体的ににきび治療について解説したいと思います．

1. 問 診

　初診のにきび患者が診察室に入ってきました．
医師「どうしましたか？」
患者「にきびが治らないんですけど……」

◆この後の一言，すなわち初診での問診は，とても大切だと思います．いつからにきびができはじめたのか，どうして治らなくなったのか，その原因や悪化要因を知ることで，治療の方向性が見えてくるからです．

医師「いつごろから，にきびができはじめましたか？」
患者「中学生ごろから」
　　「大学生になって一人暮らしをはじめてから」
　　「社会人になってから」

◆中高生の思春期にきびでは，皮脂の分泌が増えはじめたことが主な原因

になります．スキンケアや生活指導，肌質に合わせた外用薬による治療を考えます．大学生になると，女性の場合はお化粧もしっかりしますので，化粧指導も必要になります．一人暮らしでは，食生活の指導も大切です．社会人では，夜勤や仕事のストレスなどにも配慮していく必要があります．

> 医師「今まで，にきびの治療をしたことがありますか？」
> 患者「病院に行ったことがあるけど治らなかった」
> 　　　「市販の薬を使っているけど治らなかった」

◆以前にどのような薬を使ったことがあるのか，その薬は少しは効果があったのか，それとも全く効かなかったのか，ピリピリしたり赤くなったり刺激を感じたのか，などを尋ねることも大切です．明らかに効いていないと思われる薬は処方しないで，他の薬を選択することができます．刺激を感じたと思われる薬については，刺激感が強くて患者が使用を拒否する場合は他の薬を選択します．刺激感が軽度の場合は，少量から使うことを考えます．

2. 触　診

> 医師「ちょっと触ってみてもいいですか？」

◆にきび患者の肌を直接触ってみることも大切です．私は，左手の示指・中指・薬指の3本で，額・頬・顎などにきびのある部分を，そっと撫でるように触れています．指先の感覚で，皮膚のザラつき，脂っぽさ，カサつき，硬さなどを，瞬時に知ることができます．

◆見た目以上にザラつきが強い場合は，面皰がたくさんできはじめている場合が多く，面皰対策の治療を徹底することを考えます．肌が脂っぽいのか，カサつきを伴っているのかを知ることで，保湿が必要かどうかの参考になります．

◆皮膚が全体的に硬い場合は，擦っていたりしょっちゅう触っている場合が多く，優しく洗顔をすること，優しく薬を塗ること，触らないことを指導する必要があると思います．

3. 視 診

◆問診と触診を行いながら，同時に視診も行います．どこにどのようなにきびができているのか，カルテに図示していきます（図Ⅶ-8）．図を描くことで，自分の頭の中で患者のにきびの状態をきちんと把握することができて，治療方針を決める参考になります．

◆また可能なら，カメラで撮影をして記録をとっておくとさらにいいと思います．撮影する場合は，「にきびが治療で良くなっているかどうかきちんと確認をしたいので，記録をとっておきましょうね」など，患者への声がけが大切です．来院ごとに患者に前回の写真をお見せすることで，にきびが少しずつ改善していることがわかると，患者の治療に対するモチベーションアップにもつながるようです．ただ，写真の撮影と整理整頓には，多少の手間と時間がかかりますので，スタッフに協力してもらうなどの工夫が必要となります．

◆このように問診と触診，視診で，患者からいろいろな情報をもらいながら治療計画を立てていくことで，患者にふさわしいにきび治療が可能になると思います．

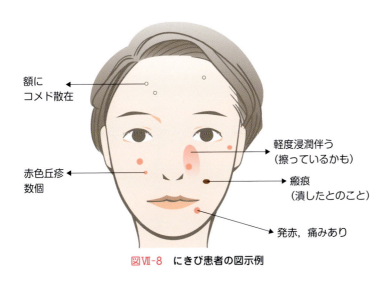

図Ⅶ-8　にきび患者の図示例

Ⅶ．にきびの治療

4 私のにきび治療方針②
～外用薬の使い方～

◆にきび治療で最も大切なことは，患者の症状と肌の状態に合った外用薬を選び，その使い方をきちんと指導することだと思います．「塗り薬出すから，にきびにつけておいてね」の一言で片づけてしまっては，患者にとっては「えっ，それだけ！？」と不満だらけになりかねません．

◆現在，にきび治療用の外用薬はいろいろ処方できるようになりましたが，その反面，どう使い分けたらいいのか迷うこともよくあります．それぞれの外用薬の特徴と，使うコツを覚えておくと，選ぶ時に参考になると思います．

1. 外用薬の種類

◆外用薬は，大きく分けて，抗菌薬，アダパレン，過酸化ベンゾイルの3種類があります．

a. 抗菌薬

◆赤く炎症のあるにきび（赤にきび・デカにきび）に対して，その部分にのみスポットで使用します．

（1）クリンダマイシン（ダラシン®Tローション・ゲル）

◆最もよく使われている外用薬ですが，最近では耐性菌が増えてきていることが問題となっています．今までにきびの治療をしたことのない小学校高学年～中学生や，赤にきびが時々できる程度の人に使用するといいようです．1日2回使用します．

（2）ナジフロキサシン（アクアチム®ローション・クリーム）

◆耐性菌は比較的少ない外用薬ですので，ダラシン®Tローションやゲル

が効きにくい例でも効果が期待できます．ローションタイプは背中や胸・臀部などの軀幹に使用すると，ベタつかず使いやすいようです．クリームタイプは刺激感が少ないので，ゲルやローションがしみたり赤くなる方にお勧めですが，効力は多少弱い印象があります．1日2回使用します．

(3) オゼノキサシン（ゼビアックス®ローション）

◆ゲルに近い使用感のローションで，他のローションのように垂れないため使いやすくなっています．耐性菌は最も出にくいといわれていますが，まれに効かないという人もいます．1日1回のみの使用ですので，朝もしくは夜のみと生活サイクルに合わせて使用することができます．

(4) 抗菌薬の外用の実際

◆外用の抗菌薬を塗る順番は，朝は，肌に乾燥がない場合は1番目に塗ります．乾燥している場合は，化粧水など保湿の後に塗ると刺激感が減ります．夜は，アダパレンや過酸化ベンゾイルの後に塗るといいようです．また，抗菌薬の外用は炎症を伴ったにきびが消えたら，なるべく早くやめてもらい，アダパレンや過酸化ベンゾイルに変更していきます．長くても3ヵ月の使用を目安とするよう，「尋常性痤瘡治療ガイドライン2017」でも推奨されています．

b．アダパレン（ディフェリン®ゲル）

◆レチノイドによる面皰改善作用と抗炎症作用があります．患者には「毛穴の詰まりと赤い炎症に効くお薬です」とお伝えすると，わかりやすいようです．

◆使用後1～2週間以内に刺激感が出ることが多いので，注意が必要です．「使って2週間以内は，赤くなったり皮がむけたりヒリヒリすることがあります．2週間を超えるとその症状はなくなってきますので，はじめは少しずつ使ってみましょう」と，処方時に必ず説明することが大切です．

◆また，妊婦さんには使用できませんので，若い女性の場合は「妊娠する可能性はあるかしら？」と，さらっと尋ねることも忘れないようにします．

c．過酸化ベンゾイル（ベピオ®ゲル）

◆抗菌作用と角質剥離作用があります．患者には「にきび菌をやっつけて増えないようにします．ピーリング効果もあるので，毛穴の詰まりにも効

きます」とお伝えすると，わかりやすいようです．

◆使用後間もなくから数ヵ月の間に，刺激感とまれに接触皮膚炎が生じることがある[8]ので，注意が必要です．「まれに皮がむけたりヒリヒリしたり赤くなることがあるので，少しずつ使ってみましょう」，「もし，赤くなったりかゆくなったりして我慢ができないようでしたら，使用を一時お休みして，なるべくすぐに診察にいらしてくださいね」と，処方時に必ず説明することが大切です．また，「皮がむけるのはピーリング効果があるためです．古い角質が取れると，ツルっときれいになりますので，頑張って使ってみましょう」と促すといいようです．

2. 外用薬の使い方の実際

a. アダパレン

◆私は，皮脂が多くて毛穴の詰まりの目立つにきび患者に使用しています．特に中高生や男性で，肌がベタついていて白にきび・黒にきびが目立つ患者にはファーストチョイスになると思います．乾燥が気になる人には，保湿剤も一緒に使用すると刺激感が少なくなります．「1ヵ月でブツブツは半分に，3ヵ月で6割以上なくなります（図Ⅶ-9）．白にきびや黒にきび・赤にきびどれも続ければ続けるほど減ってきますよ（図Ⅶ-10）」と，薬の効果もお伝えすると，継続率が上がるようです．

b. 過酸化ベンゾイル

◆私は，白にきび・黒にきびと赤にきびが混在していて，繰り返しにきびができる患者に使用しています．「1ヵ月でにきびは半分に，3ヵ月で6割，半年で8割くらい減って，続ければ続けるほどきれいになってきますよ（図Ⅶ-11）」と，薬の効果もお伝えすると，継続率が上がるようです．ただ刺激感を訴える患者も多くいますので，まずデュアック®配合ゲルから使用し，赤にきびやデカにきびが減った1〜3ヵ月後から，ベピオ®ゲルに切り替えるとうまくいく例もあります．切り替える際には「赤にきびが減ってきましたので，抗菌薬はもういらないですね．毛穴の詰まりや新しいにきびができないようにするために，ベピオ®ゲルに切り替えてみましょう」と説明します．

4. 私のにきび治療方針②〜外用薬の使い方〜

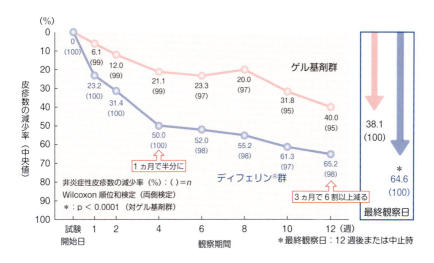

図Ⅶ-9 ディフェリン®ゲル第Ⅲ相検証試験における非炎症性皮疹数の減少率（中央値）の推移

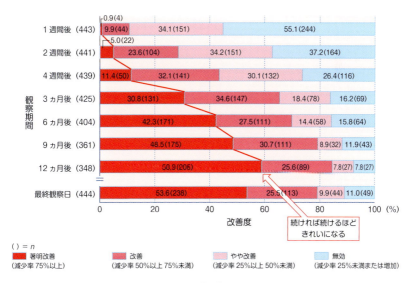

図Ⅶ-10 ディフェリン®ゲル第Ⅲ相長期安全性試験における総皮疹数の改善度の推移

Ⅶ. にきびの治療

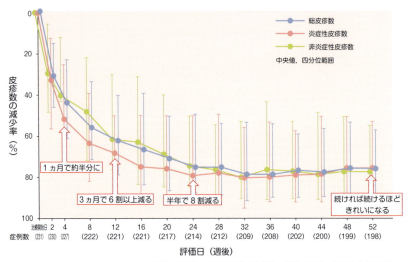

川島　眞 他：臨床医薬 30(8)：669-687，2014 より改変

図Ⅶ-11　ベピオ®ゲル第Ⅲ相臨床試験における皮疹数の減少率の経時推移

c．クリンダマイシン／過酸化ベンゾイル配合剤（デュアック®配合ゲル）

◆私は，赤にきびやデカにきびが多く見られる患者に使用しています．抗菌薬と過酸化ベンゾイルのダブル効果があり，さらに基剤に保湿剤が入っているために乾燥などの刺激症状がベピオ®ゲルよりも少なくなっていますので，初診時やにきびが赤くて痛い場合にはファーストチョイスになると思います．「2週間で赤にきびとデカにきびは6割以上減ります．3ヵ月で9割減るので，きちんと続ければにきびはほとんどなくなりますよ（図Ⅶ-12）」と，薬の効果もお伝えすると，継続率が上がるようです．

d．アダパレン／過酸化ベンゾイル配合剤（エピデュオ®ゲル）

◆エピデュオ®ゲルは，アダパレン単剤や過酸化ベンゾイル単剤よりも効果的であることが知られています（図Ⅶ-13）．ただ，刺激を持つ二つの成分の合剤ですので，より刺激が強くなると考えられます．そこで，いきなり使用するのではなく，まずディフェリン®ゲル，ベピオ®ゲル，デュアック®配合ゲルを使用して，効果が物足りないと感じた時に，二番手として使用するとうまくいく例が多いようです．

4. 私のにきび治療方針②〜外用薬の使い方〜

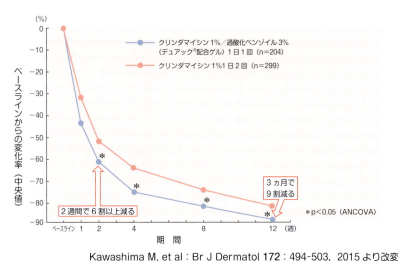

Kawashima M, et al：Br J Dermatol 172：494-503, 2015 より改変

図Ⅶ-12　デュアック®配合ゲル第Ⅲ相比較試験における炎症性皮疹数のベースラインからの変化率

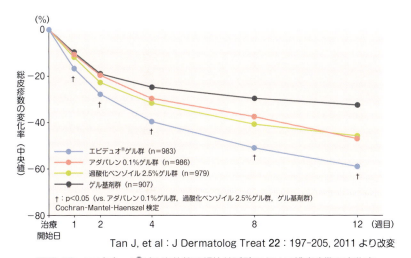

Tan J, et al：J Dermatolog Treat 22：197-205, 2011 より改変

図Ⅶ-13　エピデュオ®ゲル海外第Ⅲ相比較試験における総皮疹数の変化率

3. アダパレンと過酸化ベンゾイルを使いこなすコツ

◆にきび用の外用薬の私なりの使い分けについて，図Ⅶ-14にまとめてみました．

◆また，塗る順番も大切です．アダパレンや過酸化ベンゾイルは，いずれも１日１回，夜に保湿などのスキンケアを行った後に使用してもらいます．外用抗菌薬を使用する時には，炎症のある部分にのみ，アダパレンや過酸化ベンゾイルの上に重ねて塗ってもらいます．この順番で使用してもらいますと，最も効果的で，なおかつ肌荒れするリスクが少なくなるようです．

◆それでも，アダパレンや過酸化ベンゾイルによるカサつきや赤み，かゆみなどの刺激が気になる場合は，塗り方に工夫を加えます．

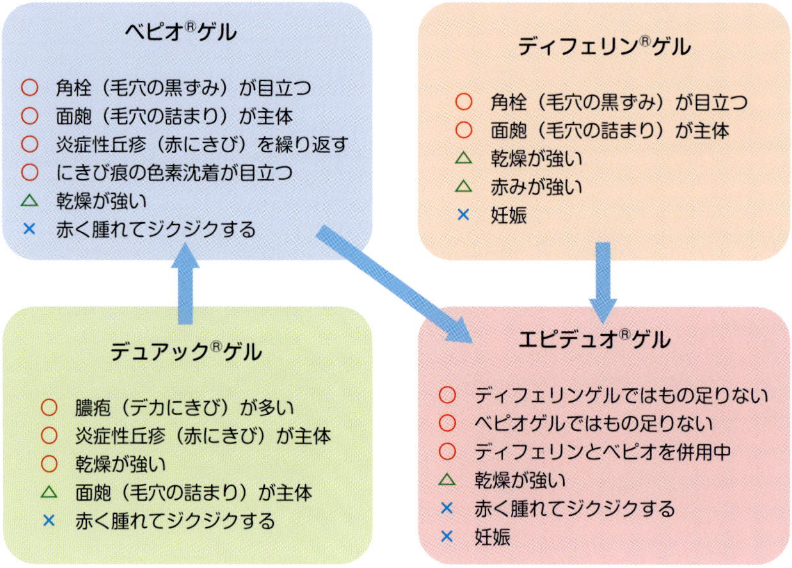

ベピオ®ゲル
- ○ 角栓（毛穴の黒ずみ）が目立つ
- ○ 面皰（毛穴の詰まり）が主体
- ○ 炎症性丘疹（赤にきび）を繰り返す
- ○ にきび痕の色素沈着が目立つ
- △ 乾燥が強い
- × 赤く腫れてジクジクする

ディフェリン®ゲル
- ○ 角栓（毛穴の黒ずみ）が目立つ
- ○ 面皰（毛穴の詰まり）が主体
- △ 乾燥が強い
- △ 赤みが強い
- × 妊娠

デュアック®ゲル
- ○ 膿疱（デカにきび）が多い
- ○ 炎症性丘疹（赤にきび）が主体
- ○ 乾燥が強い
- △ 面皰（毛穴の詰まり）が主体
- × 赤く腫れてジクジクする

エピデュオ®ゲル
- ○ ディフェリンゲルではもの足りない
- ○ ベピオゲルではもの足りない
- ○ ディフェリンとベピオを併用中
- △ 乾燥が強い
- × 赤く腫れてジクジクする
- × 妊娠

図Ⅶ-14　にきびの外用薬を使い分けるコツ

4. 私のにきび治療方針②〜外用薬の使い方〜

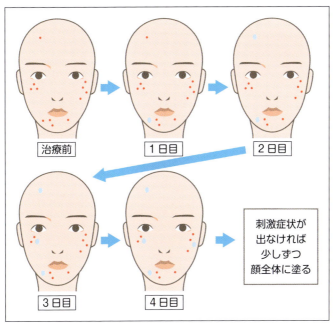

図Ⅶ-15 塗り方の工夫：方法① チョンのせ法
気になるにきび1箇所から塗りはじめます．

方法① チョンのせ法（図Ⅶ-15）

◆初めてアダパレンや過酸化ベンゾイルを使用する場合は，最も気になるにきび1箇所にだけ，チョンとのせるように使用します．2日目は，初めにつけた1箇所に加えて別のもう1箇所の合計2箇所，3日目は3箇所，と少しずつつける部分を増やしていきます．

◆薬を塗った部分が赤くなったりカサついたりしましたら，その部分は薬を塗るのをお休みして，カサつきや赤みがなくなったら再開します．

◆「無理しないように，チョンとのせるように，少しずつ使ってみましょう．数週間から数ヵ月でゆっくり薬に慣れてきますので，そうしたら，広めに塗ってみましょう」と説明するといいようです．

◆この方法は，薬で突然腫れたりじくじくしたりする可能性がある過酸化ベンゾイルにお勧めだと思います．

Ⅶ. にきびの治療

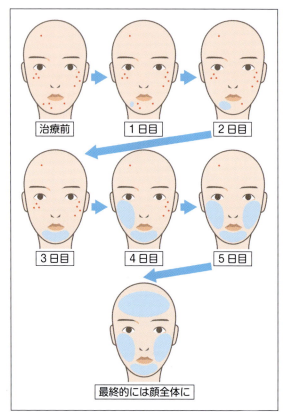

図Ⅶ-16 塗り方の工夫：方法②　塗り拡げ法
にきびの目立つ部分から少しずつ塗り拡げていきます．

方法②　塗り拡げ法（図Ⅶ-16）

◆初めて使用する場合は，最も気になるにきび1箇所にだけ，チョンとのせるように使用します．2日目は，初めにつけた1箇所を中心に倍の大きさに，3日目はさらに広めに，と塗る面積を少しずつ増やしていきます．
◆塗る範囲は，「今日はこのくらい，明日は倍くらいに」と図示しながら説明をするとわかりやすいようです．使用開始から2週間の間に刺激感が出やすいアダパレンにお勧めの方法だと思います．

4. 私のにきび治療方針②〜外用薬の使い方〜

図Ⅶ-17 塗り方の工夫：方法③ 量の調整法
薬を塗る量で調整します

方法③　量の調整法（図Ⅶ-17）

◆顔全体に薬を塗る場合，1 FTU（finger tip unit）の量がふさわしいといわれています．薬を塗っているうちに赤くなったりカサついたりしたら，塗る量を少なめにして調整してきます．皮膚に刺激症状が出なければ，塗る量を増やしていきます．

◆また，にきびに対する治療効果が少ない場合も塗る量を増やしてみます．それでも効果が出なければ，塗り薬の種類を変更してみるのも一つの方法です．

方法④　ショート・コンタクト・セラピー

◆方法①，②を行ってもどうしても刺激感が出てしまい，「塗るとにきびは良くなるけど，カサつくので使いたくない……」と言われることがよくあります．その場合は，夜洗顔する前ににきびの部分に薬を塗って，5〜15分ほど放置してから洗い流すと刺激感がなくなり，使用できる例もあります．化粧をしている場合は，化粧の上から直接薬を塗ってもらい，5〜15分後にクレンジングをして化粧と薬を一緒に洗い流してもらいます．薬としての効果は弱まりますが，毎日持続することで，少しずつにきびが改善してくるようです．

◆白にきび・黒にきび主体の場合はアダパレン，白にきび・黒にきびと炎症性の赤にきびが混在している場合は過酸化ベンゾイルで行うといいようです．

Ⅶ. にきびの治療

私のにきび治療方針③
～内服薬の使い方～

1. 抗菌薬

◆「尋常性痤瘡治療ガイドライン2017」では，炎症性皮疹である赤にきび・デカにきびに対しては，抗菌薬の内服が治療選択肢の一つとして推奨されています．ただし，漫然とした長期服用については，耐性菌の問題などから警告が発せられており，3ヵ月を目安として使用するよう強調されています．抗菌薬を使用する場合は，どのような例に使用するのかを，ある程度決めておくといいように思います．

◆私は，にきびが気になってどうしようもなくて気分の落ち込みの激しい人，にきびが赤く腫れて痛い人，仕事の都合や結婚式前などで早く治さなければならない人には，抗菌薬を必ずといっていいほど処方します．もちろん，外用療法も併用し，抗菌薬内服は炎症が取れた段階で，速やかに終了とします．だいたい1ヵ月から1ヵ月半くらい使用することが多いです．内服終了後でも生理前や寝不足などで急速に悪化した場合は，1週間くらい頓服のように抗菌薬を使用してもらう場合もあります．

◆私が使用している抗菌薬は，テトラサイクリン系のドキシサイクリン（ビブラマイシン®）とマクロライド系のロキシスロマイシン（ルリッド®）が最も多く，次いで，マクロライド系のクラリスロマイシン（クラリス®）やテトラサイクリン系のミノサイクリン（ミノマイシン®）を使用します．また，痛くて腫れの強いにきびの場合は，ペネム系のファロペネム（ファロム®），ニューキノロン系の系のトスフロキサシン（オゼックス®），レボフロキサシン（クラビット®）を使用することもあります．

◆一方，にきびの既往歴が長くて，過去に抗菌薬を長期間もしくはいろいろな種類を服用していた場合は，耐性菌となっている例も多く，抗菌薬を使用しても効果は期待できないと思います．そのような場合は「抗菌薬を飲んでも効かないですよね．にきびができない肌質を根本から作っていきましょう」と説明をして，徹底した外用療法とスキンケア指導，生活指導を行っていくことが大切だと思います．

◆また，「体質改善もしましょう」とお話しして，漢方薬を併用してもいいと思います．さらに，食生活の乱れている人はビタミン剤も併用するといいようです．

2. ビタミン剤

◆にきび全般に対する補助的内服療法として，毛包・表皮の角化を抑制するビタミンA，皮膚・粘膜を保護し，皮脂を調節するビタミンB_2，皮脂産生を抑制するビタミンB_6，抗酸化作用とシミ対策としてのビタミンC，過酸化脂質産生を抑制するビタミンEを使用します．

◆ビタミン剤はすぐに効果が出るものではありませんので，2～3ヵ月以上続けることをお勧めします．根気よく継続することで，治療効果も期待できますし，「飲み薬がなくなるころ，またいらしてくださいね」とお伝えすることで，再診しやすくなると思います．

3. 漢方薬

◆私は漢方薬もよく使用します．赤みが強くて脂っぽい肌でザラザラしたにきびには清上防風湯(せいじょうぼうふうとう)，全体的に赤みがありかゆみも出やすいにきびには十味敗毒湯(じゅうみはいどくとう)，肌が浅黒くて炎症が軽度のにきびには荊芥連翹湯(けいがいれんぎょうとう)，手足が冷たくて生理前に悪化するにきびには桂枝茯苓丸加薏苡仁(けいしぶくりょうがんかよくいにん)，便秘が強いにきびには桃核承気湯(とうかくじょうきとう)，抗菌薬が効かずに痛みと腫れの強いにきびを繰り返している場合は排膿散及湯(はいのうさんきゅうとう)がいいようです．また，にきび痕が硬く肥厚してケロイド状になっている場合は，柴苓湯(さいれいとう)を併用すると，2～4週間で硬さが軟らかくなってくる実感があります．

◆また，漢方薬を，外用薬の刺激を軽減するために併用する使い方もあり

ます．過酸化ベンゾイルを用いる際に，十味敗毒湯（じゅうみはいどくとう）の併用により刺激感が軽減した，という報告[9]があります．また，桔梗が排膿散及湯（はいのうさんきゅうとう）に 4.0g，十味敗毒湯（じゅうみはいどくとう）に 3.0g，清上防風湯（せいじょうぼうふうとう）に 2.5g，荊芥連翹湯（けいがいれんぎょうとう）に 1.5g 含まれており，その桔梗の鎮静・鎮痛・解熱・抗炎症効果により，過酸化ベンゾイルの副作用が少なくなる傾向があるようです[8]．漢方薬と外用薬をうまく組み合わせることも，治療のポイントになると思います．

4. 症例報告（20 代，男性）

◆数年前よりにきびが顔に多発しており，近医にて 2 年前より抗菌薬のダラシン®（150mg）2T・シナール®3T/日を内服，フエナゾール®クリーム・ゲンタシン®クリーム外用を行うも改善しないため，当院を受診しました．初診時，顔全体に赤みと軽度のかゆみ，膿疱を伴ったにきびが多発していました．

《治療のポイント》
- 顔全体に赤みと軽度のかゆみがあり，脂漏性皮膚炎を伴っていると考えられました．かゆみもあるため，初回から過酸化ベンゾイルやアダパレンを使用すると，刺激が生じる可能性が高いと考えました．
- 2 年間抗菌薬を使用しており，耐性菌である可能性が高いと考えられました．そこで，漢方薬を使用することを考えました．

a. 初回の治療

外用：顔の赤い部分にニゾラール®クリーム 3g・アクアチム®クリーム 4g・ハイデルマート®クリーム 2g の混合薬を塗り，さらに重ねてにきびの部分にはアクアチム®ローションを塗ってもらいました．

内服：排膿散及湯（はいのうさんきゅうとう）5.0g・清上防風湯（せいじょうぼうふうとう）7.5g/日を開始しました．

⇒治療開始 1 ヵ月後には，顔の赤みとかゆみは軽減しましたが，膿疱は多発していました（図Ⅶ-18）．

b. 1 ヵ月後の治療

外用：初回処方の混合薬は継続とし，アクアチム®ローションをデュアック®配合ゲルに変更しました．

内服：排膿散及湯7.5g・清上防風湯5.0g/日に変更しました．
⇨治療開始2ヵ月後には膿疱はほぼ消失し，面皰主体となりました（図Ⅶ-19）．

c．2ヵ月後の治療
外用：初回処方の混合薬は継続とし，デュアック®配合ゲルをベピオ®ゲルに変更しました．
内服：排膿散及湯7.5g/日のみとし，膿疱が出現しなければ徐々に内服を減らしていくよう指示を行いました．

d．治療開始8ヵ月後
◆にきびは全く出なくなり，治療終了となりました（図Ⅶ-20）．

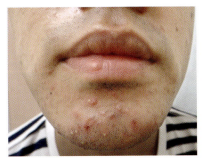

図Ⅶ-18　治療開始1ヵ月後の臨床像

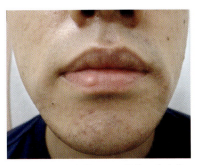

図Ⅶ-19　治療開始2ヵ月後の臨床像

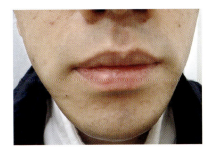

図Ⅶ-20　治療8ヵ月後の臨床像

Ⅶ. にきびの治療

COLUMN

私のにきび治療方針
―面皰圧出を積極的にやっています―

　当院では美容皮膚科にある程度力を入れているせいか，保険診療全体の中でもにきび患者の割合が比較的多い印象です．大勢のにきび患者の中には「皮膚科に来ればにきびの悩みはすべて解決する」，「皮膚科のお医者さんなら私のにきびをきれいさっぱり治してくれる」と思い込んでいる人がいます．あまりに過大な期待ですが，皮膚科専門医としてその切ない思いに少しでも応えられるように真摯に努力したいと思っています．

　にきび治療は2008年，日本皮膚科学会によってガイドラインが策定され，エビデンスに基づいて合理的に整理されました．その後も過酸化ベンゾイル製剤やその合剤が保険適用になり，ガイドラインもそれに応じて改訂されてきています．

　私はその中でも，面皰圧出を積極的に行っています．具体的には，26G針で（白色）面皰の上部に小孔を開け，ウンナ型面皰圧子を使って，面皰の内容物を圧出します．ガイドラインでは，面皰圧出は非炎症性皮疹である面皰に対して推奨度C1で，「選択肢の一つとして」推奨されている治療法になりますが，面皰のみならず，膿疱や小膿瘍に対しても排膿という意味において有効な治療法であると考えています．面皰圧出の長所はとにかく治療効果がすぐに発現し，患者がそれを実感できることです．それに対して，欠点は痛く，ときに出血を伴うことです．私は通常1回につき20個くらい，多い時は50個くらいの面皰，膿疱を圧出しています．患者は血だらけになって，真っ赤になった顔をガーゼで押さえながら診察室を出ていきます．ほぼ毎日のように，患者から「潰して痕にならないのですか？」と質問されます．毎度繰り返される同じ質問に最近は辟易とし，「これは潰しているのではありません．圧出しているのです．だから，大丈夫です．」とやや意味不明の返答をすることもあります．痛すぎて「二度とこんな治療したくない」と悪態をついて帰っていった女子高生が，治療効果に満足すると「また圧出してください」と照れ臭そうにやってくることがあります．ここぞとばかりに「あれ，もう来ないんじゃなかったの？」と茶化すと，診察室は大爆笑になります．面皰圧出は単純な治療手技に見えますが，やってみると案外コツがあったりします．治療効果を最大限に引き出すとともに，少しでも治療の痛みを軽減させて，患者の苦痛を和らげてあげたいと思っています．

　にきびの面皰圧出をとことんやっていると，患者が我々に何を求めているのかがぼんやりと見えてくるような気がします．患者は皮膚科医にしかできない何かに期待しているのだと思います．一時期，にきび患者がケミカルピーリングを行う美容皮膚科クリニックに大勢流れていったのも，このことに起因するのではないでしょうか．開業医にとっては，保険点数上49点という低い診療報酬（外来管理加算は52点なので，面皰圧出を行うと逆ザヤになってしまいます）も，面皰圧出を皮膚科医が積極的に行わなくなった一因かもしれません．しかし，既に患者は内服薬や外用薬を投薬されるだけの治療には飽き足らなくなってきているということを肌で感じます．「薬をもらうだけなら，薬局に行くのと同じではないか」という屈辱的な評価をされないためにも，ガイドラインをベースに種々の治療手技や薬剤を駆使して，患者から「やっぱり皮膚科に来てよかった．さすが皮膚科専門医は違いますね」と言われたいと思っています．

（川端康浩）

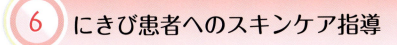

6 にきび患者へのスキンケア指導

◆「尋常性痤瘡治療ガイドライン2017」では，患者のQOL改善を目的としたスキンケア指導やメイクアップ指導が推奨されています．初診時は，特に時間をかけて丁寧に塗り薬の効果や塗り方，さらにスキンケア方法やメイク方法について説明を行うと，患者との距離感もグッと縮まり，再診率も高まるようです．

◆また，治りにくいにきび患者の場合は，どのようなスキンケア製品をどのように使用しているのかを把握することも必要です．なぜなら，患者のケア方法を知ることによって，その間違いを指摘してきちんと指導することができるからです．

◆にきび患者のケア方法について，当院でその実態を知ることができましたので，ご報告したいと思います．

1. にきび患者のスキンケア方法の実態

◆当院では，にきびなどの顔の皮膚疾患が治りにくい場合，患者への個別指導としてスキンケア教室[10]を行っています．その中で，実は，衝撃の実態が判明しました．「事件は現場で起きている」すなわち「にきびの肌トラブルはスキンケアの現場で起きている」といっても過言ではありません．

> **対象**：スキンケアがうまくできていない当院のにきび患者のうち，2010年6月から2018年7月までの間にスキンケア教室を受講した40名
> **性別**：すべて女性

Ⅶ. にきびの治療

年齢：18〜67歳（平均37歳）

結果：クレンジングは，ほとんどの例で強く擦りすぎており，優しく正しくできた例はわずかに10％でした（図Ⅶ-21a）．洗顔もクレンジングと同様に，強かったり擦りすぎていたりした例が2/3で，優しく正しくできている例は33％でした（図Ⅶ-21b）．また，すすぎ回数は，5〜50回（平均17.6回）でした．化粧水や保湿剤などの保湿ケアについては，擦りすぎもしくは強くパッティングをしている例が過半数を超えており，優しく正しくできている例は38％でした（図Ⅶ-21c）．

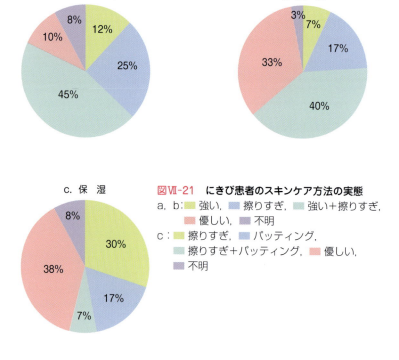

図Ⅶ-21　にきび患者のスキンケア方法の実態
a, b： 強い， 擦りすぎ， 強い+擦りすぎ， 優しい， 不明
c： 擦りすぎ， パッティング， 擦りすぎ+パッティング， 優しい， 不明

◆患者は，とにかく皮膚の脂汚れを落とそうとして洗いすぎる傾向があること，さらに保湿をしなければならないという思いで，強く擦りつけて保湿をする傾向があること，が判明しました．にきびを治すためには，まず，洗顔からはじまり保湿に至るまでの基本的なケア方法をすべて指導しなければならないと，痛感した結果となりました．それでは，次に具体的な患者指導について，説明したいと思います．

2. スキンケア指導

◆外用療法やスキンケア方法については，私はにきび肌用アドバイスカード（図Ⅶ-22）に記入しながら患者に説明を行っています．まず診察時に，指導する内容・使用する外用薬・患者に渡すサンプルをチェック（☑）しながら，説明を行います．

◆次に，チェックし終わったアドバイスカードをスタッフ（看護師・看護助手）に渡します．スタッフはそれを見ながら患者指導を行います．使用したアドバイスカードは患者に渡して，自宅でのスキンケアの参考にしてもらいます．アドバイスカードのコピーをカルテに挟み込んでおくと，再診時に，前回自分がどのような指導を行ったのかを確認することができます．

◆また，患者にどのサンプルを渡したかもわかるため，サンプルの効果を判定することにも役立ち，以降にサンプルを選択する参考にもなります．症状が悪化した場合にはもう一度指導した内容を見直し，再度アドバイスカードを作り直すこともあります．患者の肌の状態に合わせて，柔軟に対応することも必要だと感じています．

◆それでは，アドバイスカードに基づいた患者指導の実際をご説明したいと思います．

Ⅶ. にきびの治療

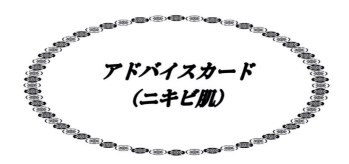

アドバイスカードは，何度も見直しましょう！
健康的でキレイなお肌のために・・・

野村皮膚科医院

図Ⅶ-22　にきび肌用アドバイスカード

＊ ニキビケアのポイント ＊

洗顔

① ぬらす　　ぬるま湯で顔全体をさっとぬらします
② ふんわり　洗顔料を泡立て、泡を肌の上でころがすように洗います
　　洗う　　　T-ゾーンはていねいに　ただし、こすらずにやさしく
③ すすぐ　　手のひら全体を使い、ぬるま湯でやさしく洗い流します
　　　　　　　回数は5～6回で十分

ニキビケア　外用剤

根気よく使い続けるのがポイント

寝る時間チェック

お肌をキレイにするゴールデンタイム　夜10時～2時の睡眠

夜は、何時ころに寝ますか？　（　　）時

生活習慣チェック　ニキビは見ない！触らない！

□鏡で自分のお顔を見る　□頬づえをつく　□ニキビをさわる　□髪が触れる

食べ物チェック　甘いものは1日1個まで！

□チョコレート　□ポテトチップ　□ケーキ　□アイスクリーム　□ナッツ
□スナック菓子　□ファーストフード　□菓子パン　□缶ジュース　□お酒

何を食べようか迷ったときは　和食がおすすめ！

色の濃い野菜や果物をとる

　緑　ブロッコリー　ほうれん草　小松菜　わかめ　昆布　緑茶
　赤　トマト　赤ピーマン　イチゴ
　黄　アボカド　かぼちゃ　にんじん　レモン　パパイヤ

良質のたんぱく質と脂質をじょうずにとる　良質のお肌になります

　良質のたんぱく質　　　魚介類　とうふ　納豆　卵　油を使っていない肉料理
　良質の脂質　　　　　　青魚　サーモン

いろいろな食材（1日30種類が目標）を少しずつ食べる　お肌ぷりぷりに

よくかんで食べる　かめばかむほど、ほほ～あごがひきしまります

Ⅶ. にきびの治療

NO _____ 様   朝

☑ **洗顔**　☑AK ウォッシュ　○スキンケアソープ A　○ディープソープ
　やさしく、さっと（5〜6秒）そっと（こすらずに）

☑ **抗菌剤**　☑ゼビアックス　○ダラシン Tlt/gel　○アクアチーム lt/cr/ot
　赤ニキビやブツブツに、綿棒でのせる

☐ **イオウカンフルローションの上澄み**
　お顔全体に、手でなじませるようにたっぷりと

☑ **化粧水**　○ビーソフテンローション　○AD ローション　☑イニクスローション
　お顔全体に（とろみのある化粧水はさけて下さい）

☐ **extra-C ローション**
　ニキビ跡やシミに。つけた後、かわくまで数秒おきます

☐ **美容液・乳液**
　かさついている部分のみ。ニキビは避けて下さい

☑ **保湿**　☑ヒルドイドローション　○モイストゾル　○イニクス乳液
☐ **赤い部分**　○アクアチーム cr　○ニゾラール cr　○デルマクリン
　　　　　　　○フェナゾール cr　○スタデルム cr　○ハイデルマート
MIX

☑ **日焼け止め**　☑UV プロテクション　○イニクス UV　○2eUV

☑ **ファンデーション**　○アクセーヌ　ソフトタッチパウダー
　　　　　　　　　　　☑ナビジョン　スキンケアベール
　パウダーを軽くたたくように。リキッドは禁止！
　アイメイク・口紅は濃いめにすると、キレイに見えます

図Ⅶ-22　にきび肌用アドバイスカード（つづき）

6. にきび患者へのスキンケア指導

夜   日付 _____

☑ **クレンジング**   ☑ ディーパス　クレンジング
　やさしくたっぷり肌になじませます　○ ナビジョン　クレンジングオイル
　お化粧が浮いてきたら、さっと流します　○ イニクス　クレンジング

☑ **洗顔**
　やさしく、さっと（5～6秒）そっと（こすらずに）

☑ **イオウカンフルローションの上澄み**
　　お顔全体に、手でなじませるようにたっぷりと

☑ **化粧水**　　　　　　（朝と同じ）
　お顔全体に（とろみのある化粧水はさけて下さい）

☐ **extra-C　ローション**
　　ニキビ跡やシミに。つけた後、かわくまで数秒おきます

☐ **美容液・乳液**
　　かさついている部分のみ。ニキビは避けて下さい

☑ **保湿**　　　　　　　（朝と同じ）

☐ **赤い部分のクリーム　（朝と同じ）**

☐ **ディフェリンゲル**

☑ **ベピオゲル**

☐ **デュアックゲル**

☐ **エピデュオゲル**

☐ **抗菌剤**　○ゼビアックス　○ダラシン Tlt/gel　○アクアチーム lt/cr/ot
　赤ニキビやブツブツに、綿棒でのせる

3. 朝のスキンケア方法

◆患者には「まず，朝バージョンから説明しますね」と切り出します．

a. 洗　顔
（1）洗顔方法
◆1日2回の洗顔が，「尋常性痤瘡治療ガイドライン2017」でも推奨されています．軽く泡立てた石鹸で，擦らないように優しく洗うことが洗顔の基本となります．

◆すすぐときは，シャワーを直接肌に当てると皮脂を取りすぎてしまい，肌が乾燥しやすくなりますので，手にためたぬるま湯で優しくすすぐことをお教えします．にきびを早く治したくて，ゴシゴシ強く擦り洗いしている患者も多くいます．頬がゴワゴワ硬くなっていたり，潰れたにきび痕が多かったりする場合は「強く擦ると，にきびが潰れてにきび痕になってしまいますよ」と説明します．

◆カサつきが目立っていたり，コメドが多い場合は「洗いすぎるとカサついて毛穴が詰まってしまいますよ」と説明します．

◆また，「すすぎ回数は，何回くらいですか？」とすすぎ回数もチェックします．「とにかく汚れが落ちるまで，何回でもすすぐ」「歳の数だけすすいだほうがいいって，聞いたけど……」と言われる患者もいます．「泡がなくなればOKですので，だいたい10回くらいすすげば十分です．髪の生え際や顎から首にかけては泡が残りやすい部分なので，残っていないか最終チェックしてね」と指導します．すすぎすぎる（イコール触りすぎる）と，にきびがふやけて潰れやすくなることも説明すると，優しく洗顔することの大切さがわかるようです．

（2）洗顔石鹸の選び方（表Ⅶ-1）
◆「にきびができているので敏感肌用の石鹸を使っています」という患者が結構いらっしゃいますが，「敏感肌用は，乾燥対策のために皮脂を落とさないようになっているものが多くて，にきびには向かないですよ．にきび用の石鹸を使いましょうね」と説明します．

◆初診時はサンプルをお渡しすると，患者には喜ばれますし，にきび用石

6. にきび患者へのスキンケア指導

表Ⅶ-1 にきび肌用 洗顔石鹸リスト

商　品	メーカー	価　格	特　徴	
ディーパスソープ	ディーパス	60g 850円	ミクロの泡で毛穴の汚れを落とす　敏感だけどにきびができやすい方に	敏感肌・乾燥肌の人
イニクスクリーミィフォーム	イニクス	100g 2,200円	潤う角質環境に整える　乾燥してきめが気になる大人にきびに	
AKウォッシュA	ロゼット	65g 700円	やさしく皮脂を落とし，潤いもキープ乾燥を伴ったにきびに	
スキンケアソープA	コンテス	70g 1,000円	皮脂をしっかり落とすが，つっぱらない　どの世代にも人気がある	
コラージュ洗顔パウダー	持田ヘルスケア	40g 1,600円	酵素の力で古い角質を落とし，化粧水が浸透しやすくなる	
エファクラフォーミングクレンザー	ラロッシュポゼ	125mL 2,500円	サリチル酸配合で角質除去も可能　面皰や角栓の気になる人に	
セルニューソープ	ノブ	65g 2,000円	ピーリング効果がある角質の詰まり・毛穴の開きが気になる人	脂性肌の人

鹸を使うきっかけにもなるようです．石鹸を選ぶ際に注意することは，ピーリング効果のある石鹸や脱脂力の強い石鹸は，治療でアダパレンや過酸化ベンゾイルを使用する場合は乾燥が強くなる可能性があるので，使用を控えたほうが無難だと思います．

◆当院で取り扱っている石鹸は，皮脂が多いベタつきにきびにはコンテススキンケアソープA，乾燥を伴う大人にきびやコメドが主体のにきびにはロゼットAKウォッシュAやイニクスクリーミィフォーム，かゆみや赤みを伴う場合はディーパスソープが，にきび患者にとても評判がよく，リピート率が高くなっています．また，ノブ，ラロッシュポゼ，コラージュのにきび対応製品の評判もいいようです．

b. 保　湿
（1）保湿方法

◆中学生・高校生で皮脂が多くてベタつきが強い場合は，基本的には保湿は不要だと思います．大人にきびの患者や，アダパレンや過酸化ベンゾイ

ルを使用してカサつき感が生じた場合，中高生でもカサつきを伴っている場合は，保湿は必須だと思います．

◆乾燥が軽度の場合はビーソフテン®ローション，中程度の場合はヒルドイド®ローション，高度の場合はヒルドイド®クリーム，目元や口周りにはプロペトを併用するといいようです．

◆化粧をする女性の場合は，化粧水や乳液を保湿剤代わりに利用してもらうこともできます．その際には，できる限りノンコメドジェニックもしくはにきび用と記載されているものを選んでもらいます．診察時にサンプルをお渡しすると，化粧品の選び方に対して患者の理解が深まるようです．

◆なお，とろみのある高保湿の化粧水や白く乳化されている化粧水は，毛穴を詰まらせてにきびを治りにくくしている例がありますので，注意が必要です．また，ノンコメドジェニックではない美容液やクリームは，にきびを避けて乾燥している部分にのみ使用していただくよう説明を加えるといいようです．

(2) 保湿剤の選び方（表Ⅶ-2，3）

◆当院で取り扱っている化粧水では，乾燥が強く肌が敏感な人にはダーマメディコ AD ローションやディーパスローション S，肌のきめが気になる人にはイニクス AC モイストクリアローション，皮脂が気になる人はコンテスナチュラルケアフレッシュローションが，にきび患者に評判がいいようです．

◆当院で取り扱っている保湿剤としては，イニクス AC クリアミルクやコンテススキンケアモイストゾルが乾燥対策として好評です．また，アクセーヌ，d プログラム，ノブ，ラロッシュポゼ，ユースキンのにきび対応製品の評判もいいようです．

(3) にきびに効果が期待できる成分

◆肌がいつもベタついて，毛穴も詰まりやすく，なかなかにきびが治りにくい患者もいます．その際には，皮脂を抑える成分の入っているものや角化対策，炎症対策などの成分が入っているものを利用するといいようです．化粧品や医薬部外品などに含まれている成分の作用[11]を知っておくと，役に立つと思います（表Ⅶ-4）．

表Ⅶ-2 にきび肌用 化粧水リスト

商　品	メーカー	価　格	特　徴	
ダーマメディコ ADローション	ケイセイ	200mL 2,300円	抗菌作用と保湿作用があり，敏感肌用 肌は乾燥するがにきびのできる人に	敏感肌・乾燥肌の人 ↑
ディーパス ローションS	ディーパス	135mL 1,800円	宮古ビデンスピローサ（薬草）で皮膚細胞活性を高める．敏感肌・炎症肌に	
dプログラム アクネケアローションW	資生堂	125g 3,500円	パラベン・アルコールフリー 敏感にきび肌の人に	
イニクス ACモイストクリアローション	イニクス	120mL 3,700円	肌の水分・油分のバランスを整える 乾燥した大人にきびに	
エファクラ モイスチャー バランスローション	ラロッシュ ポゼ	200mL 3,000円	にきびを防ぐしっとりタイプ 乾燥＋毛穴が気になる人に	
ナチュラルケア フレッシュ ローション	コンテス	100mL 3,000円	さっぱりするが，潤いもキープできる ベタつきが苦手な人に	
シーバム クリーンウォーター ACモイスト	アクセーヌ	200mL 4,000円	さっぱりするが，潤いもキープできる 大人にきびの定番	
ユースキン ルドー 薬用アクネ ローション	ユースキン製薬	150mL 1,200円	皮脂の多い人の肌を整える 低価格で中高生から大人まで	↓ 脂性肌の人

◆なお，私はイオウカンフルローション（クンメルフェルド液）を処方することがあります．朝は，その上澄み液を皮脂の多いベタつく部分に塗ってもらいます．皮脂が抑えられてベタつき感が減ってくるようです．夜は，イオウも含めてにきびの部分に塗ってもらいます．ただ，塗りすぎるとカサつきが強くなることがありますので，カサつき部分は避けて使用してもらうほうがいいようです．

c. 日焼け止め
（1）日焼け止めの方法
◆紫外線によりにきびが悪化することは知られています．また，紫外線は

VII. にきびの治療

表VII-3　にきび肌用　保湿剤リスト

商　品	メーカー	価　格	特　徴
dプログラム アクネケア エッセンス	資生堂	50mL 4,000円	パラベン・アルコールフリー 敏感にきび肌の人に きめが整う
イニクスAC クリアミルク	イニクス	80mL 4,000円	肌のバリア機能をサポートし透明肌へ 大人にきびの予防ケアにも
スキンケア モイストゾル	コンテス	30mL 1,500円	オイルフリーの保湿用美容液 乾燥を伴ったにきびに大人気
エファクラ マット	ラロッシュ ポゼ	40g 3,000円	テカりを抑え，皮膚を滑らかにする 毛穴やテカりが気になる人に
アクトノブ エッセンスA	ノブ	30g 3,500円	皮脂のバランスを整え肌の凹凸改善も ベタつきやにきび痕の気になる人に

↑ 敏感肌・乾燥肌の人
↓ 脂性肌の人

表VII-4　化粧品・医薬部外品の成分の作用

- 皮脂分泌を抑制する作用：エストラジオールなどの卵胞ホルモン，ビタミンB_6・ニコチン酸・ビタミンEなどのビタミン類，芍薬・黄連・黄柏・ロイヤルゼリーのような生薬など
- 皮脂の酸化防止作用：チオタウリン，ビタミンEなど
- 角化異常を改善する作用：ビタミンAなど
- 毛穴を引き締める収斂作用：アルコール類，イオウ，タンニン酸など
- 炎症を抑える作用：グリチルリチン酸，アラントインなど
- アクネ菌に対する抗菌作用：イソプロピルメチルフェノール，塩化ベンザコニウムなど
- 角質剥離作用：イオウ，サリチル酸，グリコール酸など

シミやたるみなど皮膚老化の原因にもなります．日焼け止めを使用することは，にきびをきれいに早く治すためにも大切なことだと思います．
　◆ただ，中高生や男性では，日焼け止めを使用することが難しい場合もありますので，「できれば使ってみてね」と無理のない程度にお勧めするほうがいいようです．日焼け止めもできる限り，ノンコメドジェニックもしくはにきび用と記載のあるものを選びます．メイクをする場合は，日焼け止めを下地代わりに使用してもらうといいようです．

(2) 日焼け止めの選び方（表Ⅶ-5）

◆当院で取り扱っている日焼け止めでは，乾燥肌でメイクをする場合はイニクス UV プロテクション，皮脂が多めでメイクをする場合はアクセーヌ UV プロテクション AC，紫外線カットをしっかりしたい場合はダーマメディコ UV プロテクトミルク，中高生やベタつかないものを低価格帯で希望する場合はドゥーエベビー UV プロテクトミルクの評判がいいようです．また，ポーラファルマのルビパールシリーズも評判がいいようです．

d. メイク

(1) メイク指導の必要性

◆にきびがあっても化粧は可能です．以前は，「にきびが悪くなるので化粧はするな」と公然といわれていました．今はにきび用の化粧品がいろいろありますし，お化粧をすることでにきび患者の QOL が格段に上がることは，臨床の場でしばしば経験します．メイク指導は女性のにきび患者にとって，必須であると感じています．

◆使用するファンデーションは，ノンコメドジェニックのパウダリータイプのファンデーションを選んでもらいます．下地代わりに塗った日焼け止

表Ⅶ-5 にきび肌用 日焼け止めリスト

商品	メーカー	価格	SPF	PA	特徴
ドゥーエ ベビー UV プロテクトミルク	資生堂	30mL 1,300 円	20	++	赤ちゃん用で伸びがよくベタつかない 低価格帯なので中高生にも
UV プロテクション AC	アクセーヌ	25mL 2,500 円	28	++	薄づきできれいに見えて，化粧下地に最適 ノンコメドジェニック
ルビパールサンスクリーンミルク	ポーラファルマ	30mL 2,200 円	30	++	ベタつかずさっぱりし，男性や子供にも人気 ノンコメドジェニック
ダーマメディコ UV プロテクトミルク	ケイセイ	30mL 3,000 円	50+	++++	ビタミン C 配合で肌を守るウォータープルーフタイプ．低刺激性で敏感肌用
UV プロテクション	イニクス	30g 3,500 円	50+	++++	滑らかに肌を仕上げるソフトフォーカスで肌をきれいに見せる．ノンコメドジェニック

Ⅶ. にきびの治療

表Ⅶ-6　にきび肌用　ファンデーションリスト

商　品	メーカー	価　格	特　徴
スキンケア粉白粉	コンテス	30g 2,200円	UVA/UVBを反射する精製無機顔料のみ使用 きめ細かな自然な仕上がり
ソフトタッチパウダー	アクセーヌ	18g 2,800円	くずれにくく透明感のある自然な仕上がりで，大人にきびに大人気
薬用スキンケアファンデーション（パウダリー）	資生堂	10.5g 2,800円	ふんわりと軽い使用感で，低刺激性 肌荒れを防ぎ美肌へ

（軽いタッチ ↕ しっかりメイク）

めの後に，パフで優しくのせるようにつけてもらいます．ファンデーションの中でも，BBクリームやリキッドファンデーションは美容成分や油分が多く，にきびができやすくなりますので「BBクリームは，おばさん用！　お母様にさしあげると喜ばれるわよ．にきびが増えにくいパウダータイプを選びましょう」とお話しします．「おばさん用」の言葉一言で，使用してはいけないことへの理解が深まるようです．アイメイクや口紅などのポイントメイクは，色の濃いものを選んでもらいます．「ベースは薄めで，ポイントはケバめに」「今度来るときに，お化粧してきてね．きれいにできているか見てあげるね！」と付け加えると，化粧してもいいことへの満足度につながるようです．

(2) ファンデーションの選び方（表Ⅶ-6）

◆当院で取り扱っているファンデーションでは，薄づきの仕上がりを希望する場合は，コンテスのスキンケア粉白粉，大人にきびのカバーのためにはアクセーヌソフトタッチパウダーに人気があるようです．また，資生堂の薬用スキンケアファンデーションの評判もいいようです．

4. 夜のスキンケア方法

◆「では，これから夜バージョンの説明をしますね」と切り出します．

a. クレンジング
(1) クレンジングの方法
◆化粧をした時には，帰宅時にクレンジングできちんと化粧を落とすことは必須です．「化粧をしたままで寝るのはもってのほか！　家に帰ったら，手を洗ってうがいをしますよね．その時に一緒に化粧も落としましょう」と指導するといいようです．

◆使用するクレンジングは，ハードメイクの場合は，専用のクレンジングが望ましいと思います．普通のメイクの場合は，できる限りノンコメドジェニックのクレンジングを使用してもらいます．クレンジングには，オイルタイプ，クリームタイプ，ジェルタイプなどがありますが，にきび対応になっているものであれば，どのタイプでも構いません．

◆一般的には，オイルタイプは汚れ落ちがよく，クリームタイプは乾燥しにくく，ジェルタイプは軽めのメイクにふさわしいといわれています．

(2) クレンジングの選び方（表Ⅶ-7）
◆当院で取り扱っているクレンジングでは，肌が敏感で赤くなりやすい人はディーパスクレンジングやイニクスクレンジングエマルジョン，しっか

表Ⅶ-7　にきび肌用　クレンジングリスト

商　品	メーカー	価　格	タイプ	特　徴
ディーパスクレンジング	ディーパス	80g 1,800円	オイル・ジェル	パラベン・アルコールフリー カサつかずしっとりする
イニクス　クレンジングエマルジョン	イニクス	100g 2,200円	エマルジョン	肌に触れるとオイル状に変化する 優しくメイクを落とす
ナビジョンメーククレンジングオイル	資生堂 岩城製薬	110mL 2,500円	オイル	肌に優しいが，メイクをしっかり落としてくれる
ノブACアクティブクレンジングリキッド	ノブ	120mL 2,500円	リキッド	古い角質や皮脂，毛穴の汚れを取り除くグリコール酸配合
ディープクレンジングオイル	資生堂	120mL 2,500円	オイル	パラベン・アルコールフリー．マスカラやメイクをしっかり落とす

表Ⅶ-8 にきび肌用 スペシャルケアリスト

商品	メーカー	価格	特徴
セロザンク	ラロッシュポゼ	150g 2,300円	硫酸亜鉛で皮脂を抑えてさらさら肌へ 肌を引き締め，テカらない肌作りに
DRX AZAクリア	ロート製薬	15g 1,800円	アゼライン酸の効果で，炎症を抑える 一時刺激があるが2,3ヵ月で効く

り汚れを落とすためにはナビジョンメーククレンジングオイルの評判がいいようです．また，資生堂やノブのにきび対応製品の評判もいいようです．

b．洗顔・保湿

◆基本的には，夜も朝と一緒のものを使用してもらいます．別のものを使用するとスキンケア法が複雑となるため，「面倒」，「間違える」などのトラブルが起こりやすくなるようですので，注意が必要です．また，説明にも時間がかかってしまいますので，なるべく朝と同じケアが望ましいと思います．

c．スペシャルケア（表Ⅶ-8）

◆にきび患者へのスペシャルケアとして，皮脂を抑える硫酸亜鉛や炎症を抑えるアゼライン酸をお勧めすることがあります．「スペシャルケア用ですよ」とお伝えして，効果をお話しすると，とても興味を持っていただけます．治療のステップアップの一つとして利用するといいようです．

5．化粧直しのコツ

◆午後になってくると，顔に脂が浮いてきて化粧が崩れやすくなってきます．その際には，ティッシュ1枚を顔の上にのせて，優しく押さえるように余分な皮脂を取り除きます．脂とり紙を何枚も使って脂を取っている場合もありますが，取りすぎると後で余計に脂浮きしやすくなるようですので，ティッシュ1枚で十分であることをお伝えします．

◆ティッシュオフした後は，イオウカンフルローションの上澄み液や皮脂を抑える効果のある化粧水をスプレー式の容器に入れて，シュッと顔全体に振りかけてもらいます．その後にパウダーを軽くはたいて，化粧直し終了です．

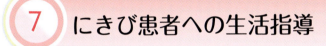

7 にきび患者への生活指導

◆生活指導を行うためには，まず問診で，生活上にどのような問題点があるのかを把握することが大切です．聞き上手になって，患者に本音を語らせることがコツともいえます．睡眠，食事，触り癖，ストレスについて，それぞれ問診方法と対策方法についてお話ししたいと思います．

1. 睡 眠

◆「夜，いつも何時に寝ますか」と，初診時には必ずお尋ねします．また，急ににきびが悪くなって来院した時や，なかなか治らないと不平そうに話す患者にも，尋ねたほうがいいと思います．「いつも，夜1時過ぎです」など，夜遅くまで起きている場合は，いきなり叱るのではなく「遅くまで何をしているの？」と，なぜ遅くなるのかを把握し，それに対する具体的な対処方法をお話しすることが大切だと思います．

◆そのうえで，「お肌をきれいにするゴールデンタイムは，夜10時から夜中の2時の睡眠です．12時前には寝ましょう」とお伝えします．具体的なアドバイス方法について，いくつかの具体例をお示ししましょう．

a. 実例1「スマホとか……」と言われた場合

◆「スマホは寝る直前まで見ていると，頭が覚醒されて睡眠の質が下がってしまいます」と夜遅くまでスマホを見ないほうがいい理由を説明し，「スマホは夜10時までね．枕元におかないで，リビングで充電すること．お友達には，私はシンデレラになりますのでおやすみなさい，と連絡しておくと，いいみたいですよ」と対策案をお話しします．

Ⅶ. にきびの治療

b. 実例2「試験前で，遅くまで勉強しています」と言われた場合

◆勉強していることは褒めて，さらに夜遅くならないための勉強方法を提案するといいようです．「試験前に慌てるから，遅くなっちゃいますよね．遅くならないようにするにはどうしたらいいか，わかる？」とまず尋ねてみます．

◆「？？？」顔の患者には，「いい方法，教えてあげる！」と一言おいてから「普段から，コツコツ勉強すること！」，「そうすると，にきびも減って，肌がきれいで賢い子になれるよ」とダメ押しすると，同席しているご両親にもとても喜ばれますし，患者本人の目もキラキラと輝いてきます．

c. 実例3「仕事でどうしても遅くなってしまいます」と言われた場合

◆仕事の場合は，夜遅くなることはある程度やむを得ないと思います．「繁忙期は仕方ないですから，仕事をまずがんばってください」，「落ち着いた時期は，週の半分でいいですから12時前に寝ますと，肌も休まってきれいになれますよ」と妥協案を提示します．

◆妥協案をお話しすることで，毎晩12時前に寝ることが不可能ではあっても，週の半分だったら何とかなる，というやる気を引き出すことができます．

2. 食　事

◆食生活については，あたり前の話ではありますが「1日3食，きちんと食べましょう．脂肪分や糖分を控えめにしたバランスのよい食事をします」が基本となります．

a. おやつ（間食）を上手にとるコツ

◆日常診療では，チョコレートやナッツ類などをたくさん食べた後に，にきびが悪化している例をよく経験します．

◆そこで，「甘いものや脂っこいものは好き？　1日どのくらい食べる？」と尋ねてみます．「チョコ大好き！　おやつにポテトチップもよく食べる」，「甘いもの，結構食べます」の場合は，「チョコレートは1日2粒まで．自分へのご褒美に，ゴディバとかいいチョコを食べると，とっても幸せな気持ちになりますよ」，「ポテトチップは1日5枚まで．1枚を10回くら

い噛んで食べること．そうすると口の中いっぱいにポテトチップの味が広がります．5枚食べると50回噛むことになるから，満足するよ」と具体的に食べ方の指導を行っていきますと，「甘いものや脂っこいものは避けること！」と一言で説明が終わってしまうよりも，患者の満足度はグッと上がるようです．

b. 食事指導のコツ

◆「家でお食事する？」と，外食が多いかどうかも尋ねてみます．「ほとんど外食か，コンビニ弁当」など，外食が多い場合は，焼き魚や煮物などの日本食を取り入れることを提案します．「3食のうち，2食は和食で1食は洋食だとバランスがとれます」と説明しながら，にきび対策に取り入れるといい食品や食事の具体例（表Ⅶ-9）も示すといいようです．

◆また，自炊することで食材に対する意識が高まりますので，「料理ができる子はもてるよ！」，「料理ができる男の子はかっこいいよ！」と一言加えて，お料理に興味を持ってもらうといいようです．食べ物に関しては，何を食べるといい，何を食べてはダメ，という明確なエビデンスはありま

表Ⅶ-9　にきび対策として取り入れるとよい食品

ビタミンB₂	レバー，アーモンド，うなぎの蒲焼，ずわいがに，豚肉，ハム，納豆，卵，さば，ぶり，牛乳，チーズ
ビタミンB₆	いか，たこ，いわし，まぐろ，かつお，さば，あじ，玄米，豚肉，牛肉，鶏肉，レバー，大豆，卵黄，ごま，バナナ，セロリ，エリンギ
ビタミンC	グァバ，イチゴ，レモン，パパイヤ，パセリ，パプリカ，ブロッコリー，モロヘイヤ，菜の花，ほうれん草，小松菜

水野惇子，足立香代子：Visual Dermatology **7**, 411-413, 2008

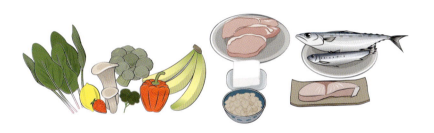

Ⅶ. にきびの治療

せんが，このような丁寧な説明により，にきび改善への近道になると思います．

3. 触り癖と皮膚に触れるもの対策

a. 触り癖対策

◆にきびを診察中に引っきりなしに触る患者がいます．触った瞬間，「今，にきび触っているよ」と，その場で指摘して，触らないようにお話しします．潰れたにきび痕がある場合も，「にきびを潰した痕があるよ」と指摘して，「にきび痕を治すにはとっても時間がかかって大変ですよ」と，絶対に潰さないように指導します．

◆また，鏡で顔を見ると，にきびを触ったり潰したくなってしまいますので，朝と夜の顔の手入れ以外は，絶対に鏡を見ないように指導します．「鏡を見ると触りたくなっちゃいますよね．1回触るとにきびが1個増えますよ．にきび菌をばらまいてしまいますからね．見ない・触らないが，早く治すコツです」と説明をすると，患者も納得してくださるようです．

b. 髪についての注意点

◆また，髪型にも注意が必要です．前髪や頬にかかる髪の毛やワックスやムースなどの整髪料が刺激となり，にきびを悪化させてしまいます（図Ⅶ-23）．ピンや髪どめでフェイスラインに毛先が当たらないように指導します．「キラキラしたかわいいピンでとめれば，ピンに目がいくので大丈夫ですよ」，「授業中はお友達のお顔を見たりしないですよね．授業中だけ前髪をアップしてね．休み時間は前髪を下げていてもいいから」，「家では髪の毛をきちんととめておいてね」と具体的に説明をするといいようです（図Ⅶ-24）．

◆整髪料を髪につける場合は，頭頂部の毛先だけにつけて，フェイスラインに整髪料が付着しないように指導します．シャンプーやリンスの洗い残しもにきびの原因になりますので，すすぎ残しのないように説明をします．

c. マスクや肌着などの注意点

◆マスクや衣類にも注意が必要です．紙マスクは角が頬に当たったり蒸れたりしますので，にきびができやすくなるようです．マスクが必要な場合

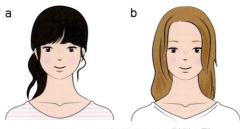
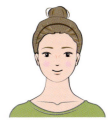

図Ⅶ-23 にきびを悪化させる髪型の例
a. 前髪が額に当たっている
b. 髪が頬に当たっている

図Ⅶ-24 にきびを悪化させない髪型の例

は，中に薄いガーゼを入れたり，布マスクを使用するように説明します．当院では，肌に当たる部分が絹でできているファブリックケアマスク（セラフィック株式会社：絹製品を得意とするメーカー）が好評です．

◆また，汗を吸わない素材でできた肌着や機能性肌着により，背中や胸のにきびが治りにくくなっている例もしばしば経験します．チクチクした毛の当たるマフラーやハイネックの衣類も，顎や首のにきびを増やすことがあります．肌に当たる部分は，綿や絹など汗を吸ってくれる素材をお勧めします．当院では，肌に当たる部分が柔らかい綿でできている Fleep（島崎株式会社：陸前高田市で縫製している日本製の肌着メーカー）の肌着をにきび患者に紹介していて，とても好評です（図Ⅶ-25）．

4. ストレス

◆ストレスはにきびを悪化させる要因の一つです．ストレスには大きく分けて二つあると思います．一つは，にきびがあることそのものがストレスになっている場合，もう一つは，精神的もしくは肉体的ストレスでにきびが悪化している場合です．

a. にきびがあること自体にストレスを感じている場合

◆「にきびが気になって，外出したくない」，「にきびがあるので，友達とも会いたくない」と，うつむき加減に沈んだ声でこのような言葉が出た時は，にきびがあること，治らないことにより，強いストレスが生じているといえます．

Ⅶ. にきびの治療

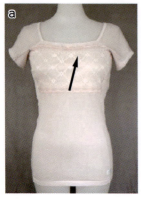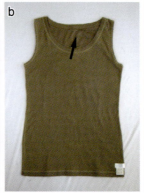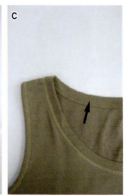

図Ⅶ-25 Fleep の肌着
a. レースが直接肌に当たらないように工夫されている.
b. ハイバックのため，上背部も保護できる.
c. さらに，振り糸が表にあるので，肌に縫い代が当たらないようになっている.

◆その場合は,「どうしてにきびが治らないのか，一緒に考えていきましょう」,「にきびの治療は，3ヵ月計画です．まずしっかり治していきましょう」と,「尋常性痤瘡治療ガイドライン2017」に沿って治療を行っていくと同時に，にきびの悪化要因を取り除くために，生活指導やスキンケア指導もしっかり行うことが大切です．
◆秋に診察している時は「クリスマスまでにきれいになりましょう！」，冬に診察している時は「春までにきれいになりましょう！」と，具体的な目標設定をすると，患者のモチベーションが上がりやすいようです．

b. 精神的・肉体的ストレスによってにきびが悪化している場合
◆仕事，人間関係，家族，疲労など，ストレスの原因はいろいろあります．気をつけたいのは，安易に「ストレス」という言葉を使わないほうがいい，ということです．
◆「前の病院で，にきびが治らないのはストレスのせいだと言われました……」この一言が，どれほど患者を傷つけていることか……．「蕁麻疹，それはストレスのせいだよ」,「かゆいのが治らないのはストレスのせい」と，何でもかんでもストレスのせいだ，と決めつけている場合がありますが，それはナンセンスだと思います．ストレスは，確かににきびを治りに

くくするきっかけの一つではありますが，にきびの治療にプラスして，睡眠・食事・触り癖などへの生活指導とスキンケア指導を行っても，どうしても治らない場合に，最後の砦として「ストレス」という言葉を使用したほうがいいように思います．

◆「いろいろ治療をがんばっているけれども，とてもにきびが治りにくいですね……．仕事やプライベートで，何かストレスやお悩みはありませんか？」こう問診するには，ある程度の覚悟が必要です．当院のスタッフはティッシュを持って待機しています．なぜなら，ほとんどの例で泣かれるからです．この場合，ゆっくりと患者のお話を聞いてさしあげることが，とても大切だと思います．傾聴することそのものが，一番の治療になることもありますので．

VII. にきびの治療

8 にきび治療，こんな患者にどう対応する？

◆これからは，具体的な症例とともに，当院で行っている対応方法についてご説明したいと思います．

> **症例1：30代，女性**「どこの病院に行っても，何をしても，全くにきびが治らない．外にも出たくない……」

◆20代よりにきびができはじめ，これまで5，6箇所の皮膚科を受診し，さまざまな抗菌薬の外用や内服治療を行いましたが，全く治らないとのことで来院しました．頬から顎にかけて赤にきびとデカにきびが多発していました．そのにきびの上にコンシーラーをつけて隠していましたが，お化粧は浮いてしまって，肌が荒れた状態に見えました．また，甘いものも大好きで，さらに仕事で夜遅くなる日も多いとのことでした．

> 問題点① 長年抗菌薬を使用しています
> 　　　　⇨にきび菌は耐性菌になっていると思われます．
> 問題点② お化粧を厚塗りしています
> 　　　　⇨お化粧方法・スキンケアの指導を行いました．
> 問題点③ 甘いものが大好きです⇨食生活の指導を行いました．
> 問題点④ 夜寝るのが遅い日が続いています⇨生活指導を行いました．

◆指導を行いながら，適切な治療が必要です．耐性菌が考えられること，痛みと炎症を伴った膿疱が多発している（図Ⅶ-26a）ことから，内服薬は排膿散及湯7.5g/日，外用薬はデュアック®配合ゲルを開始しました．開始後2週間で膿疱は急速に減ってきました（図Ⅶ-26b）．

8. にきび治療，こんな患者にどう対応する？

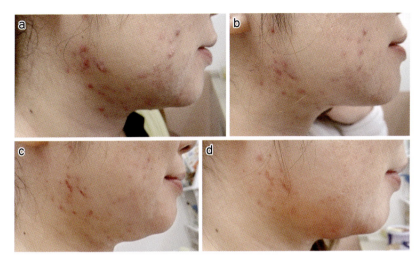

図Ⅶ-26 症例1の臨床経過
a. デュアック®ゲル外用（開始時）
b. デュアック®ゲル外用（開始2週間後）
c. デュアック®ゲル外用（開始10週間後，ここで外用をベピオ®ゲルに変更）
d. ベピオ®ゲル外用（開始8週間後）

◆10週間後には赤にきび・デカにきびともほぼ消失しました（図Ⅶ-26c）ので，外用をベピオ®ゲルに変更しました．

◆その8週間後には，にきび痕も目立たなくなり（図Ⅶ-26d），患者はとても満足していました．

◆今まで患者は，皮膚科での治療が長続きせず，いろいろなクリニックを転々としていました．患者のお話をよく聞いて，なぜ治っていないのかを把握し，スキンケア・食事・睡眠の指導を徹底して行ったことがよかったようです．さらに，過酸化ベンゾイルによる治療で，日に日ににきびが減っていくことを患者自身が体験することで，治療意欲が上がったようです．

症例2：20代，女性「ベピオ®ゲルを使用したら，急に赤くなってヒリヒリした」

◆長年にきびを繰り返したことでにきび痕が目立ち，さらに面皰が繰り返し出没するため来院しました．炎症性の赤にきびはほとんど認められず，

Ⅶ. にきびの治療

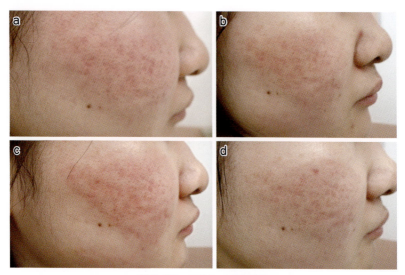

図Ⅶ-27 症例2の臨床経過
a. ベピオ®ゲル外用（開始時）
b. ベピオ®ゲル外用（開始2ヵ月後）
c. ベピオ®ゲル外用（開始6ヵ月後），ここで外用指導
d. ベピオ®ゲル外用（開始7ヵ月後），ベピオゲル外用指導1ヵ月後

肌全体に赤みと面皰を認めた（図Ⅶ-27a）ことから，シナール®3T・トランサミン®（250mg）3T・清上防風湯7.5g/日内服とベピオ®ゲル外用を開始しました．

◆2ヵ月後には面皰はほとんど見られなくなり（図Ⅶ-27b），ベピオ®ゲルを継続して治療していました．

◆6ヵ月後に突然，ベピオ®ゲル外用部分に赤みが生じてヒリヒリしてきた，との訴えがありました．境界明瞭に赤く浸潤を伴っていました（図Ⅶ-27c）．ベピオ®ゲルの塗り方を確認したところ，強く擦り込んでいることが判明しました．そこで，優しく肌にのせるように塗ることを指導したところ，その1ヵ月後には赤みは急速に減りました（図Ⅶ-27d）．

◆過酸化ベンゾイルの刺激症状は，長期間外用していても突然出ることがあります．その場合には，塗り方の指導も大切だと思いました．また，アダパレンでも強く擦り込んで塗っていると，外用部が赤くなってくる傾向

があります．過酸化ベンゾイルと同じように，優しく塗ることが大切だと思います．

電話での問い合わせの対応法

◆また，にきび治療時によくあるお問い合わせについて，その対応方法をご説明します．

a. 過酸化ベンゾイル・アダパレンの使用後，「赤くなって，ヒリヒリした」と電話で切実に訴えてくる患者

◆まず，過酸化ベンゾイルやアダパレンを処方する際には，事前に，赤くなったり，ヒリヒリしたりする刺激感が出る可能性があることを，必ず伝えておきます．そのうえで，電話口で「お薬をお出しした時に，赤くなったりヒリヒリしたりするかもしれないとお伝えしたと思いますが，我慢できないくらい赤くなってしまいましたか？」とお尋ねします．

◆ひどく腫れて痛みも強かったりじくじくしてしまっている場合は，アレルギー性の接触皮膚炎が疑われますので，すぐに外用をやめていただき，なるべく早めに受診することをお勧めします．「すぐに来ていただければ，痛みや赤みを取り除く治療がありますので，なるべく早めにいらしてくださいね」とお伝えします．

◆診察のうえ，接触皮膚炎が明らかであれば，短期間ステロイド外用薬を使用して治療を行います．私は，ネリゾナ®ユニバーサルクリームを3〜5日間外用し，その間はオゼックス®などの抗菌薬内服も併用します．

◆また，赤みやヒリヒリ感が軽度で一時的な刺激症状と思われる場合は，保湿を併用し，過酸化ベンゾイルやアダパレンの塗る量や塗る部位を減らすように指導を行います．それでも赤みやヒリヒリ感が取れない場合は，なるべく早めに来院していただき，外用を変更したりショートコンタクトセラピーの指導を行ったりします．

b. 電話での問い合わせを減らすには

◆なお，電話での訴えを減らすためには，刺激感が生じる可能性があるという事前の説明とともに，「もし，赤くなったりヒリヒリしたりした場合には，すぐにいらしてくださいね．」と一言つけ加えておくといいようです．

Ⅶ. にきびの治療

◆また，刺激がなるべく出ないようにするためには，チョンのせ法や塗り広げ法など，少しずつ使ってみるように指導するといいと思います．

■ **文　献**

1) 清水　宏：あたらしい皮膚科学　第3版．中山書店，24-25，2018
2) 川島　眞，宮地良樹：一般人を対象とした，痤瘡痤瘡とその対処方法に関するインターネット調査．日臨皮会誌 **34**：732-741，2017
3) 赤松浩彦（編）：たかがニキビ，されどニキビ．Visual Dermatology **2**，2003
4) 林　伸和 他：尋常性痤瘡治療ガイドライン．日皮会誌 **118**：1893-1923，2008
5) 林　伸和 他：尋常性痤瘡治療ガイドライン 2016．日皮会誌 **126**：1045-1086，2016
6) 林　伸和 他：尋常性痤瘡治療ガイドライン 2017．日皮会誌 **127**：1261-1302，2017
7) 林　伸和：尋常性痤瘡治療ガイドライン 2017 の要点．日皮会誌 **128**：1643-1648，2018
8) 野村有子：当院でベピオゲル®を使用した尋常性痤瘡 608 例の副作用発現について．臨皮 **72**：83-88，2018
9) 野本真由美：過酸化ベンゾイルと十味敗毒湯の併用投与による効果の検討，phil 漢方 57：18-21，2015
10) 野村有子：化粧品．皮膚臨床 **55**：1775-1783，2013
11) 野村有子：大人ニキビの原因・メカニズムと求められるスキンケア製品．COSMETIC STAGE **12**：48-54，2018

◆**おわりに**◆

にきびの治療においては，薬物療法以外に生活指導，スキンケア指導がとても大切だと思います．日常生活における悪化因子を患者ごとに把握し，指導を行うにはとても時間がかかりますが，アドバイスカードを利用したり，スタッフにも協力してもらったりするなど，工夫をして指導を行うことで，患者の満足度は格段に上がり，にきびの治療効果もきちんと上がると思います．今までご説明した内容が，一人でも多くのにきび患者の治療に，お役に立ちましたら幸いです．

化粧品・スキンケア用品の指導・販売，美白剤などの処方

1 皮膚科クリニックでの　スキンケア指導の実際
～私はこうしています～

◆皮膚科には，さまざまな皮膚病の患者が来院しますが，「肌を優しくいたわる」ケアの重要性はどの病気にも共通することだと思います．特に，外用薬による治療を行う場合は，薬を塗るタイミングや順番，塗る場所，塗る量，塗り方など，その外用薬の使い方を患者に具体的に教える必要があります．初診の場合や初めて外用薬を処方する場合は，必須ともいえます．また，必要に応じて，入浴方法や洗い方，使用する石鹸や肌着なども同時にお教えしていきます．

◆このようなスキンケア指導はとても大切ですが，一方でとても時間がかかります．スタッフの協力も欠かせません．

◆それでは，当院で行っているスキンケア指導について，具体的に解説したいと思います．

1. スキンケア指導の流れ

◆当院では，スキンケアのためのいくつかの指導書を作っています．それに基づいて，患者指導を行います．指導書を使用する場合でも，まず，処方する外用薬や，必要な指導内容，お渡しするサンプルなどを，医師が自ら患者の症状に合わせて決めていくことが大切です．

◆患者を診察しながらスタッフにその内容を伝えて，スタッフが指導書に記入していきます．医師が直接指導書に記入することもあります．

◆医師の診察終了後に，患者には診察室から処置室に移動していただき，処置室で看護師が指導書を見ながら指導を行っていきます．使用した指導書は患者にお渡しして，自宅でのスキンケアの参考にしてもらいます．

1．皮膚科クリニックでのスキンケア指導の実際

◆当院で実際に使用している指導書と，その使い方について説明したいと思います．

2．お肌のお手入れ方法（図Ⅷ-1）

◆アトピー性皮膚炎や皮脂欠乏症など，全身のケアが必要な場合に用いています．

◆処方した外用薬を，枠内に記入します．また，患者にふさわしいと思われる石鹸や肌着，洗剤などもチェックしていきます．サンプルをお渡しする場合は，サンプルも準備します．

◆医師の診察終了後に，処置室で，看護師がその指導書を見ながら，処方された外用薬を患者の患部に塗ってあげます．軟膏処置を行いながら，塗る順番や塗る量などの塗り方を指導していきます．その際に，強く擦り込まないように優しくたっぷり塗ることをお教えします．

◆さらに，体の洗い方，入浴方法，肌着や洗剤についての指導を行い，準備したサンプルもお渡しします．

3．ヘアケアアドバイスカード（図Ⅷ-2）

◆頭皮に皮膚炎やかゆみを生じている場合に用います．

◆かさぶたが厚く付着していたり，カサつきやフケが目立つ場合には，シャンプー前にオリーブ油もしくはツバキ油を患部に塗って，フケを浮かせて，それからシャンプーするように指導します．かゆみや炎症症状が強い場合は，処方したオリーブ油を使ってもらい，症状が軽度の場合は，サンプルでツバキ油をお渡しして使ってもらうといいようです．シャンプーのサンプルも必要に応じてお渡しします．

◆医師の診察終了後に，処置室で，看護師がその指導書を見ながら，処方された外用薬を患者の患部に塗ってあげます．軟膏処置を行いながら，塗る順番や塗る量などの塗り方を指導していきます．髪の毛を乾かした後に，地肌に外用薬を擦り込まないように優しく塗ることを指導することがポイントです．

お肌のお手入れ方法

早く病気を治すため、次のことをお守り下さい。

お薬を塗るタイミング

1日1回のとき・・・入浴後が一番効果的です

　入浴後は皮膚が水分を含んでいて、お薬をとても吸収
　しやすいので、なるべくすぐに塗るのがポイント

その他・・・朝起きたとき、外出から帰ってきたとき

　汗などで皮膚が汚れている場合は、濡れタオルで
　ふいてから塗りましょう
　夏はシャワーを浴びると、さらに効果的です
　汚れがあまりない場合は、そのまま塗っても
　だいじょうぶです

お薬の塗り方

まず、全体に保湿クリームを塗ります

　手全体でなじませるように塗るのがポイント

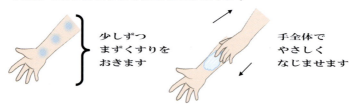

> 全身に使用する外用薬を記入する
> 主に保湿剤
> 例) ヒルドイドローション

その後、ひどい所に「ひどい所用の薬」を重ねて塗ります

　指先で少しずつ塗るのがポイント

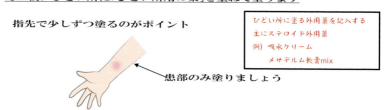

> ひどい所に塗る外用薬を記入する
> 主にステロイド外用薬
> 例) 吸水クリーム
> 　　メサデルム軟膏mix

図Ⅷ-1　お肌のお手入れ方法（当院の指導書①）

1. 皮膚科クリニックでのスキンケア指導の実際

体の洗い方

泡立てたセッケンで、手か柔らかいタオルでやさしく洗ってください
ナイロンタオルやアカスリは、使用しないでください

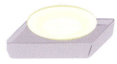

- ◉ コンテススキンケアソープ
- ○ コンテスクリーンフォーム
- ○ ディーパスソープ
- ○ シャボン玉せっけん

体のふき方

柔らかいタオルで、やさしく抑えるようにふいて下さい

○ Fleep パイル＆スムースハンカチ

かゆくならない入浴方法

温度：４２℃で皮膚のかゆみセンサーが働いてかゆくなります
　　　３９〜４０℃が理想です
時間：ぬるま湯でしたら、ゆっくりつかって大丈夫です
　　　少々熱めのお湯の場合は、やや短めにしましょう
シャワー：４２℃をこえないように、やさしく浴びます
　　　　強い水圧で長い時間ジャージャー浴びてはダメです

肌着と洗剤

肌着：肌にあたる部分は、綿素材がおすすめ
　　　化学繊維や機能性肌着は、避けて下さい

　　◉ Fleep インナー（陸前高田で縫製　柔らかく肌にやさしい）

洗剤：セッケンからできているものがおすすめ
　　　合成洗剤や香料入り、柔軟剤は、避けて下さい

　　◉ シャボン玉スノール（北九州で製造　安全で肌にやさしい）
　　○ シャボン玉漂白剤

　　　　ご不明な点は診察時にお気軽にご相談ください
　　　　　　　　　野村皮膚科医院

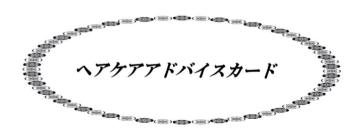

ヘアケアアドバイスカード

キレイで健康的な地肌と髪を保つための
ワンポイントアドバイス

野村皮膚科医院

睡眠　睡眠不足では、皮脂のバランスがくずれてしまいます

　お肌ためのゴールデンタイム　**夜１０時〜２時の間　６時間睡眠**

食べ物　**いろいろな食材**を、**よくかんで**食べましょう

良質のたんぱく質と脂質をじょうずにとる　良質な髪質になります

　　良質のたんぱく質　　　魚介類　とうふ　納豆　卵　油を使っていない肉料理
　　良質の脂質　　　　　　青魚　サーモン
　　ミネラル・ビタミンも　海藻類　緑黄色野菜

ストレス　ストレスがたまると、頭皮の状態が悪くなります

　ゆったりと**リラックス**する時間を心がけましょう

図Ⅷ-2　ヘアケアアドバイスカード（当院の指導書②）

No _____
_____ 様 　　　　　　　　日付 _____

☑ **シャンプー前**　　☑オリブ油　　○ツバキ油
① ３０分くらい前に、オイルをかゆみ・ふけ・
　赤みのある部分に、塗って汚れを浮かします
② あらかじめ、目の粗いブラシで髪のもつれをときます

☑ **シャンプー**　　○ディーパス　○アトピコ　☑セブン　○シャボン玉
　　　　　　　　○コンテススキンケア　○コンテスナチュラルケア　○ＨＢリーフプラス
① 髪を十分にぬるま湯でぬらします
② シャンプーを手でよく泡立ててから、
　指先で地肌をやさしくもむように洗います

　爪を立てずに、強くこすらずに！
　オイルを使用した時は、２度洗いがおすすめ

☑ **すすぎ**　　すすぎ残しのないように！
　たっぷりのお湯で、襟元から頭頂部にかけて丁寧にすすます
　髪の生え際は、泡が残りやすい部分ですので、気を付けます

☐ **リンス**　　　　○ツバキ油　　○コンテス　　○シャボン玉
　ツバキ油をお湯をはった洗面器に数滴たらします
　そのお湯を髪全体になじませた後、さっとすすぎます
　リンスを使用する場合は、毛先のみにします

☑ **かわかす**　　地肌まできちんとかわかす！
　タオルでおさえるように、やさしく水分をふき取ります
　ドライヤーを 15～20 cm 離して、やさしくあてます
　毛先がパサつく場合は、ツバキ油を数滴髪になじませます

☑ **薬を塗る**　　優しく地肌に塗ることが大切！
　頭全体　　　　　☑ニゾラール 1t　　○バスタロン 1t　　○ヒーソフテン 1t
　かゆい所・赤い所　　○RVG1t　　○メサデルム 1t　　☑アンテベート 1t

4. 敏感肌用アドバイスカード（図Ⅷ-3）

◆アトピー性皮膚炎や接触皮膚炎，脂漏性皮膚炎などで，顔にかゆみや赤み，皮膚炎を生じている場合に用います．
◆炎症が強い場合は，化粧水や乳液などを使用しないで，外用薬のみでケアを行ったほうが無難だと思います．

a. 治療に使用する保湿剤

- 乾燥が強い時
  ⇨ 白色ワセリン（プロペト®），ジメチルイソプロピルアズレン（アズノール®）軟膏，吸水クリームなど
- 乾燥が軽度の時
  ⇨ ポリエチレン樹脂・流動パラフィン軟膏（プラスチベース®），親水クリーム，ヘパリン類似物質（ヒルドイド®クリーム）など

◆顔全体に保湿剤をたっぷり塗り，その後にかゆみや炎症のある部分にステロイド外用薬やタクロリムス（プロトピック®軟膏）を重ねて塗布して治療を行います．
◆炎症がとれた後に初めて化粧水を使用する場合は，ヘパリン類似物質（ビーソフテン®ローション，ヒルドイド®ローション）を化粧水代わりにまず試してもらいます．ただ，まれにかぶれたり赤くなったりする例がありますので，肌荒れが改善してきた部分から慎重に試してもらうほうがいいと思います．
◆かゆみや炎症が改善すれば，徐々に敏感肌用の化粧水や乳液，クリームなどを試していきます．

b. 朝のスキンケア

◆朝は，外用薬を塗った上に，敏感肌用の日焼け止めとパウダータイプのファンデーションを軽くのせてもらいます．パウダーを使用することで，顔の赤みをカバーできますので，患者のQOLは格段に上がります．
◆ポイントメイクのコツは，かゆみや赤みのある部分を避けてメイクをすることです．たとえば，瞼が赤く腫れている場合は，アイメイクはやめて

もらい，眉墨と頬紅，口紅のみ使用してもらいます．頬が赤くなっている場合は頬紅の使用をやめてもらい，眉墨とアイメイク，口紅を使用してもらいます．このように，肌の荒れていない部分にポイントメイクをすることで，きれいにお化粧をしたように見えますので，患者にはとても喜ばれます．

◆また，唇が荒れている時は，口紅はやめてもらい，その代わりにアズノール®軟膏をたっぷり塗ってもらうと，グロスをつけたように唇が潤って見えます．

◆なお，外用薬としてプロペト®など油分の多い軟膏を用いる場合は，肌がベタついて化粧のりが悪くなってしまいますので，ティッシュオフの方法をお教えします．具体的には，外用薬をたっぷり塗った後に，広げたティッシュペーパー1枚を顔全体にのせて，ティッシュの上から手で軽く押さえてもらう方法です．余分な油分がティッシュに吸い取られて，ベタつき感が軽減し，メイクをしやすくなります．

c．夜のスキンケア

◆メイクを落とすためにクレンジングを行う際は，かゆみや炎症が強い場合は，処方したオリーブ油を使用してもらいます．オリーブ油の使用方法は，二通りあります．

◆一つは，コットンにオリーブ油をたっぷり含ませ，優しく押さえるようにメイクを拭き取る方法です．その際には，コットンでゴシゴシ擦らないように，優しく拭き取ることが大切です．

◆もう一つは，オリーブ油を手で顔全体に直接なじませてから，ティッシュで優しく拭き取る方法です．その際には，ティッシュを顔にのせて優しく押さえるように拭き取ることが大切です．

◆オリーブ油を使用した後に，石鹸で洗顔を行ってもらいます．その際にも注意点があります．肌に残ったオリーブ油を落とそうとして，石鹸で一生懸命に洗ってしまうことがよくありますので，「洗顔で油を取りすぎると，肌のいい皮脂まで取ってしまいます．少し皮脂が残っているほうが，保護膜になって肌を守ってくれますので，油を取り過ぎない程度に洗ってくださいね」と一言説明を加えるといいようです．

d. 敏感肌のスキンケア指導のコツ

◆また，石鹸やクレンジング剤，化粧水，乳液，クリーム，日焼け止めなどは，必要に応じてサンプルをお渡しします．サンプルを使ってもらうことで，患者は自分の肌に合う製品を見つけることも可能となります．万が一肌に合わない場合は，別のサンプルをお渡ししながら慎重に選んでいくと患者との信頼関係も深まると思います．

◆にきびやアトピー性皮膚炎などで顔の肌が荒れて来院した患者に，「こんなに肌が荒れているのだから，化粧なんかしないほうがいいのに」と言いたくなることはしばしばあります．そこをグッとこらえて，どうせお化粧をするのなら，正しいケアをお教えしよう！ と気持ちを切り替えて診療を行うと，医師やスタッフのモチベーションもアップしますし，患者もとても満足してくださいます．

◆お化粧の一番の目的は，とにかくきれいに見せること．お化粧は，女性をとても幸せな気持ちにしてくれますので，そのことを頭の片隅において指導を行うといいようです．

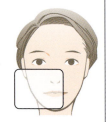

図Ⅷ-3　敏感肌用アドバイスカード（当院の指導書③）

洗顔

① **準備をする**

洗顔前に手をまず軽く洗います

② **ぬるま湯で肌をぬらす**

ぬるま湯で顔全体を軽く１〜２回すすぎます

③ **洗顔セッケンを手で軽く泡立てる**

きめ細かくてクリーミーな泡をつくるのがポイント。泡が多すぎてはダメです！

④ **泡で顔を包むように洗う**

泡を顔の上で軽くすべらせるような感じで、やさしく、円を描くように、５〜６秒洗います

⑤ **ぬるま湯で洗い流す**

手のひら全体を使い、５〜６回、泡がなくなるまでやさしくさっと洗い流します
回数が多いと、肌の刺激になるので注意しましょう

＊　**かゆみ対策のポイント**　＊

入浴

短めに！ お顔を冷たいタオルで冷やしながら入ると、ほてりません

かゆい時

お顔を、**冷たいタオル**でやさしくかゆい部分にあてて冷やします

保冷剤や氷は、はずした後に赤くはれることがありますので、ダメです！

刺激物（辛い物・チョコなど）やアルコール類も控えましょう！

Ⅷ. 化粧品・スキンケア用品の指導・販売，美白剤などの処方

No _____ 様　　朝

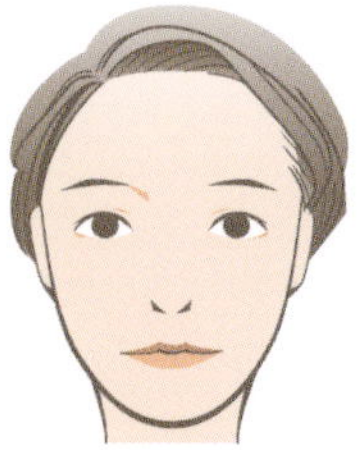

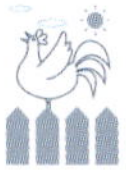

☑ **洗顔**
　（　）セッケンでやさしく洗います
　（〇）ぬるま湯で，2～3回さっと流します

☐ **化粧水**　　〇ビーソフテンローション　〇ヒルドイドローション　〇ADローション
　　　　　　　〇ディーパスR/Sローション　〇イニクスSEローション
　手で，お顔全体になじませるように塗ります

☑ **保湿**　　◉プロペト　〇アズノール　〇親水クリーム　〇プラスチベース
　お顔全体にたっぷりやさしく塗ります

☑ **かゆみ止めの塗り薬**
　赤くなったりかゆくなったりしている部分に，保湿の上に
　重ねて，のせるように塗ります

　（〇）べたつきをとるために，ティッシュオフします

☑ **日焼け止め**　　◉リキッドケーキ　〇イニクスUV
　　　　　　　　　〇AKUV　〇2eUV　〇ダーマメディコUV
　下地としてお顔全体に優しく塗ります

☑ **ファンデーション**　　◉コンテス　パウダーケーキ
　　　　　　　　　　　〇ナビジョン　スキンケアベール
　パウダーを柔らかいパフで軽くのせます

☑ **ポイントメイク**
　赤くなったりかゆくなったりしている部分をさけて
　最小限にします
　（〇）眉ずみ　（　）アイライン　（　）マスカラ　（　）アイシャドウ
　（　）頬紅　　（〇）口紅

図Ⅷ-3　敏感肌用アドバイスカード（当院の指導書③）（つづき）

1. 皮膚科クリニックでのスキンケア指導の実際

夜　　日付＿＿＿＿＿＿＿＿

☑ **クレンジング（ オリーブ油　　　　　　　　　　）**
コットン全体にたっぷり含ませて、やさしく、そ〜と
押さえるようになじませます
手で直接顔全体になじませても OK です

☑ **洗顔**　　○コンテススキンケアソープ　☑ディーパスソープ
　　　　　　　○イニクスクリーミィフォーム　○シャボン玉ビューティソープ
セッケンを手で軽く泡だてて、やさしくさっと（5〜6秒）
そっと（こすらないように）洗います
すすぎは、手のひらにぬるま湯をためて 5〜6 回すすぎます
シャワーを直接お顔にあててはダメです！

☐ **化粧水**　　○ビーソフテンローション　○ヒルドイドローション　○AD ローション
　　　　　　　○ディーパス R/S ローション　○イニクス SE ローション
手で、お顔全体になじませるように塗ります

☑ **保湿**　　☑プロペト　○アズノール　○親水クリーム　○プラスチベース
お顔全体にたっぷりやさしく塗ります

☑ **かゆみ止めの塗り薬**
赤くなったりかゆくなったりしている部分に、保湿の上に
重ねて、のせるように塗ります
　（ 4 ）日間　　☑RVG　○リドメックス　○ロコイド　☑ZS
　　　　　　　　○ニゾラール　○アクアチーム　　　　　　MIX
　（ 5 ）日目〜　☑プロトピック　○プロトピック小児用　○ZS
　　　　　　　　○ニゾラール　○アクアチーム　○デルマクリン
　　　　　　　　○ハイデルマート　○フェナゾール　　　　MIX

リップケア

☐ **保湿**　○プロペト　○アズノール　○プラスチベース
食事の前と食事の後に、綿棒でたっぷり塗ります

☐ **かゆみ止めの塗り薬**　　○パラマイシン　○ロコイド　○RVG
かゆくてただれている部分に、食後のみ、綿棒で
保湿の上に重ねて塗ります

5. 美肌用アドバイスカード（図Ⅷ-4）

◆お顔のシミ，しわ，たるみ，くすみなど，患者の悩みは尽きることがありません．肌トラブルが改善してくると，今まで気になっていなかったくすみやシミが急に目立ってくることもしばしばあります．

◆そのような場合は，「美肌用にステップアップしましょうね」とお伝えすることで，患者の治療への意欲をさらに増すことができると思います．ただ，化粧品や美容目的で使用する製剤は自費となりますので，そのことをあらかじめきちんとお伝えする必要があります．

◆治療が必要な部分は外用薬，良くなってきた部分は美容的な製剤というような，細かな使い分けの指導も大切となります．

アドバイスカード
（美肌用）

アドバイスカードは、何度も見直しましょう！
健康的でキレイなお肌のために・・・

野村皮膚科医院

＊　美肌のためのポイント　＊

クレンジング

① 準備をする
　　顔のすみずみまでしっかり洗顔できるように、髪をすっきりまとめます
② メイクを落とす
　　たっぷり手に取り、お顔全体になじませます。お化粧が浮いてきたら、さっと軽く流します

図Ⅷ-4　美肌用アドバイスカード（当院の指導書④）

1．皮膚科クリニックでのスキンケア指導の実際

洗顔

① **ぬるま湯で肌をぬらす**

ぬるま湯で顔全体を軽く1～2回すすぎます

② **洗顔セッケンを手で軽く泡立てる**

きめ細かくてクリーミーな泡をつくるのがポイント。泡が多すぎてはダメです！

③ **泡で顔を包むように洗う**

泡を顔の上で軽くすべらせるような感じで、やさしく、円を描くように、5～6秒洗います

④ **ぬるま湯で洗い流す**

手のひら全体を使い、5～6回、泡がなくなるまでやさしくさっと洗い流します
回数が多いと、肌の刺激になるので注意しましょう

寝る時間チェック

お肌をキレイにするゴールデンタイム　夜10時～2時の睡眠

食べ物チェック

いろいろな食材を、**よくかんで食べましょう**

① **色の濃い野菜や果物をとる**

　緑　ブロッコリー　ほうれん草　小松菜　わかめ　昆布　緑茶
　赤　トマト　赤ピーマン　イチゴ
　黄　アボガド　かぼちゃ　にんじん　レモン　パパイヤ

② **良質のたんぱく質と脂質をじょうずにとる**　良質のお肌になります

　良質のたんぱく質　　魚介類　とうふ　納豆　卵　油を使っていない肉料理
　良質の脂質　　　　　青魚　サーモン

Ⅷ. 化粧品・スキンケア用品の指導・販売，美白剤などの処方

No
_____
_____ 様　　　朝

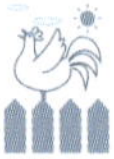

☐ **洗顔**　　○イニクスクリーミィフォーム　○ディーパスソープ　○シルクセッケン
　　　セッケンを手で軽く泡立てて、やさしくさっと（5〜6秒）
　　　そっと（こすらないように）洗います

☐ **化粧水**　　　○ビーソフテンローション　○ヒルドイドローション
　　　　　　　　○ディーパス　R/S ローション
　　　　　　　　○コンテス　W モイスチャーローション/スキンケアローション
　　　手で、お顔全体にたっぷりなじませるように塗ります

☐ **extra−C　ローション**
　　　シミ・くすみ・たるみに。つけた後、かわくまで数秒おきます

☐ **美容液**　　○モイストエッセンス　○MAAs リペアエッセンス
　　　　　　　　○ディーパスジェル
　　　顔全体に優しく塗ります

☐ **保湿**　　○プロペト　○アズノール　○親水クリーム　○バリアジェル
　　　お顔全体にたっぷりやさしく塗ります

☐ **赤い部分**　　○アクアチーム　○ニゾラール　○デルマクリン
　　　　　　　　○フェナゾール　○スタデルム　○ハイデルマート　MIX

☐ **日焼け止め**　　○リキッドケーキ　○アンテリオス XL　○MAAs UV
　　　下地としてお顔全体に優しく塗ります
　　　シミ部分の美白・UV・カバーには　○HQ コンシーラー

☐ **ファンデーション**　　○コンテス　パウダーケーキ
　　　　　　　　　　　　○ナビジョン　スキンケアベール
　　　パウダーを柔らかいパフで軽くのせます

図Ⅷ-4　美肌用アドバイスカード（当院の指導書④）（つづき）

夜

日付＿＿＿＿＿＿＿＿

☐ **クレンジング**　　　〇ディーバス　オイルクレンジング
　　　　　　　　　　〇イニクス　クレンジングエマルジョン
　やさしくたっぷり肌になじませます
　お化粧が浮いてきたら、さっと流します

☐ **洗顔**
　やさしく、さっと（5～6秒）そっと（こすらずに）

☐ **化粧水**
　手で、お顔全体にたっぷりなじませるように塗ります

☐ **extra－C　ローション**
　シミ・くすみ・たるみに。つけた後、かわくまで数秒おきます

☐ **美容液**
　顔全体に優しく塗ります
　気になる部分は重ね塗りすると、さらに効果的です

☐ **保湿**　　〇プロペト　〇アズノール　〇親水クリーム　〇バリアジェル
　お顔全体にたっぷりやさしく塗ります

☐ **赤い部分のクリーム**

☐ **ヒドロキノン軟膏**
　①めん棒で、シミの輪郭をなぞるようにぬります。
　②次に輪郭の中全体を、のせるようにぬります。

　　①　⇒　②　⇒　終了

2 スキンケア教室での指導の実際
～私はこうしています～

◆アトピー性皮膚炎や接触皮膚炎，脂漏性皮膚炎，にきびなど，顔にトラブルを生じて来院する患者は多くいます．お化粧をして来院している場合も多く，その際には手足や体と同じような軟膏処置を行うことは，きわめて困難です．

◆一方，雑誌などに書いてあるパッティング法や化粧水パック，歳の数までのすすぎなど，自分の肌に合わないスキンケアを行っている患者も多く見られます．

◆そこで，当院では「スキンケア教室」による患者の個別指導を行っています．Ⅶ章第6項でも説明をしましたが，「肌トラブルはスキンケアの現場で起きている」といっても過言ではありません．正しいスキンケア指導はとても大切だと実感しています．

◆それでは，当院で行っている「スキンケア教室」の具体的な方法についてご説明したいと思います．

1. スキンケア教室を予約

◆顔の肌トラブルがどうしても治らなかったり，繰り返していたり，うまくスキンケアが行えていないと思われる患者に，「とても治りにくいですよね．もしよろしければ，一度スキンケア教室を受けてみませんか？」と切り出します．「当院の看護師が，洗顔のやり方から，スキンケアの方法まで個別指導で丁寧に行います．その際にサンプルも試していただいて，どれがお肌に合うのかもチェックします」とご説明すると，お声がけしたほとんどの患者が「やってみたいです」とお返事くださいます．

2. スキンケア教室での指導の実際

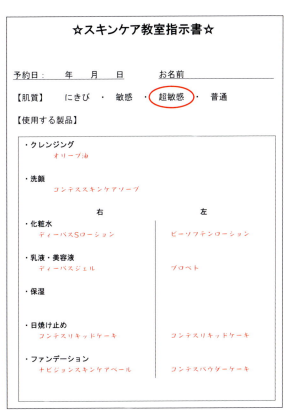

図Ⅷ-5 スキンケア教室指示書
化粧水や乳液などの保湿や日焼け止め，ファンデーションは，左右で別々のものを使用して，どちらが肌に合ってきれいに見えるのかをチェックすると，患者には何を使用したほうがいいのか具体的に理解してもらえて，満足度がさらに上がるようです．

◆なお，お声がけをする患者は，ある程度選んだほうがいいと思います．治療に一生懸命でなんとか治したい，という気持ちが強く見られる患者や，スキンケアには興味があるけれどもどうしたらいいのかわからない患者で，何度か通院いただいて，ある程度意思疎通の取れている患者にのみお声がけします．

◆OKをいただいた時点で，スキンケア教室の予約となります．同時に，スキンケア教室で患者にどのスキンケア製品を使用するのかを決めて，「スキンケア教室指示書」に記入します（図Ⅷ-5）．肌質の状態を医師が判断し，スキンケアを行うスタッフと相談して決めるとうまくいくことが多いです．

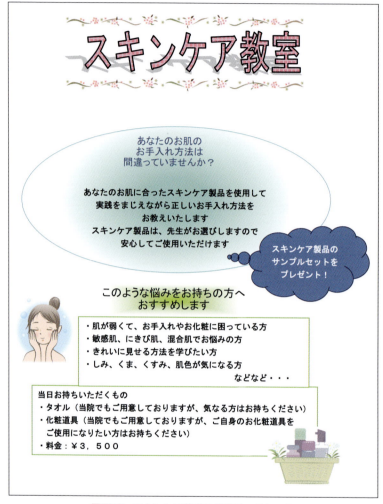

図Ⅷ-6　スキンケア教室の説明リーフレット

◆さらに，スキンケア教室の説明リーフレット（図Ⅷ-6）をお渡しして，「1時間くらい時間がかかりますので，申し訳ありませんが，自費とさせていただいております」と説明を加えます．当院では，1回3,500円としています（なお，看護師が個別指導を行う場合，1時間当たり5,000～7,000円が相場である，と後で知りました……）．

2. スキンケア教室の流れ

◆予約の時間に来院した患者は，医院とは全く別のフロアにある個室で指導を行います．

a. 問　診
◆今までに使用していたスキンケア製品や，肌の悩みなどを問診し，スキンケアカルテ（図Ⅷ-7）に記入していきます．

b. 実　演
（1）実際の手順
◆肌に合うスキンケア製品を用いて，まず，いつも自分で行っているスキンケア法で，クレンジング，洗顔，保湿を行ってもらいます．患者が実際にどのような手順で行っているのかを確認するためです．その時，クレンジングは強く擦りすぎていないか，洗顔は泡立て方が十分か，洗う時に擦りすぎていないか，すすぎ回数は何回か，化粧水，乳液，美容液などの保湿剤はどのようにつけているのかをチェックして，スキンケアカルテに記入していきます．

（2）指　導
◆実際の手順での問題点を指摘して，スキンケアマニュアル（図Ⅷ-8）に基づいて指導を行いながら，再度，患者本人にスキンケアを行ってもらいます．

c. クレンジング
◆お化粧している場合，必ずメイクをクレンジング剤で落とします．肌が荒れている時は，クレンジング剤を使用せずに，オリーブ油を使用すると安全です．かゆみや炎症症状が落ち着いている場合は，クレンジング剤を使用します．

◆クレンジング剤を使用する時のポイントは，適量を顔全体に優しくなじませて，化粧がフッと浮いてきたら，すぐに洗い流すことです．クレンジング剤でマッサージをしながら，いつまでもいつまでも擦っている例が多々あります．「クレンジング剤はあくまでも汚れを落とすものです．汚れがフッと浮いたら，すぐに流すと肌に負担がありませんよ」と説明する

VIII. 化粧品・スキンケア用品の指導・販売，美白剤などの処方

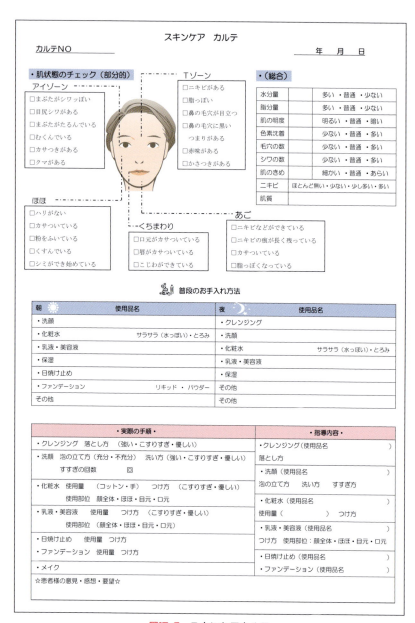

図VIII-7　スキンケアカルテ

といいようです．

d．洗　顔

◆クレンジングでメイクを落とした後，洗顔石鹸で軽く洗顔します．その時，洗いすぎないように，擦りすぎないように注意します．

◆クリーミーに泡立てた石鹸で，優しく撫でるように洗います．すすぎは5〜6回くらいで，泡が消えた時点でおしまいにします．

◆肌が荒れている時は，石鹸は使わずに，ぬるま湯もしくは水のみのほうが無難です．その際は，両手にぬるま湯もしくは水をため，顔全体を優しく撫でるように数回さっと流します．

e．保　湿

◆化粧水，美容液，乳液，クリームは，肌質に合わせて選んだものを使用します．まず化粧水を手にたっぷり取って，顔全体に優しくなじませるように使用します．

◆その後に，美容液や乳液，クリームを優しく重ねて塗っていきます．ゴシゴシ擦りつけたり，強くパッティングしている例もありますので，そっと肌になじませるように塗ることを指導します．

f．日焼け止め

◆低刺激性の日焼け止めを下地クリーム代わりに使用します．適量を肌になじませるように優しく塗ります．少なすぎると日焼け止め効果が落ちてしまいますので，やや多めに塗るほうがいいようです．

g．ファンデーション

◆パウダータイプのものを，パフで優しく肌にのせるようにつけます．パフは脂汚れがつきやすいので，まめに洗って清潔なものを使用します．肌の乾燥が強い場合は，リキッドタイプを使用するといいようです．

Ⅷ．化粧品・スキンケア用品の指導・販売，美白剤などの処方

 クレンジング

メイクの汚れは、溶かして浮かせて落とします
メイクをしっかり落とす事で、あとに続くステップがより効果的になります

①準備をする
　顔のすみずみまでしっかり洗顔できるように、髪をすっきりまとめます

②ポイントメイクを落とす
　顔全体のメイクを落とす前にマスカラ、アイシャドウ、口紅など
　ポイントメイクから落とします

Check 肌をこすらずやさしく

☆マスカラをふき取る
コットンにクレンジングやリムーバーを含ませ、まつ毛をはさむようにして根元から毛先に向ってゆっくりと

☆アイメイクを落とす
コットンや綿棒にクレンジング剤をつけ汚れが広がらないように横にやさしくふき取ります

☆口紅を落とす
クレンジング剤を指で円を描くようになじませて洗い流しますデリケートな部分なので、こすらずやさしく

③お顔全体のメイクを落とす
　クレンジング剤を多めに手に取り
　額、両ほほ、鼻の頭、あごにつけて
　顔全体にのばし、なじませます

指の使い方

 人さし指、中指、薬指の腹を使いやさしくのばします

手順

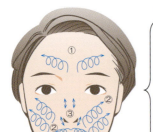

① 額は中心から外側に向って大きくらせんを描くようにやさしく

② ほほは中心から外側に向って指でらせんを描き、やさしくメイクを浮かすようにします

③ 鼻の横や鼻すじは輪郭にそって、上下に指を動かす
　鼻の下は中心から外側へくるくるとのばします

④ あごの先の部分から顔の輪郭にそってらせんを描くように外側へのばします

図Ⅷ-8　スキンケアマニュアル

2. スキンケア教室での指導の実際

洗顔

洗顔料をよく泡立て、泡で顔を包んで洗うのが基本です
石けんをクリーミィに泡立てて、泡を肌の上でころがすようにして汚れを落としましょう

① 準備をする
　洗顔前にまず手を洗いましょう
　手が汚れていると洗顔料の泡立ちが悪く、洗浄力も半減してしまいます

② ぬるま湯で肌をぬらす
　ぬるめのお湯で顔全体を1～2回すすぎます
　顔表面の肌をあらかじめぬらしておくと、あとの洗顔が効果的になります

③ 洗顔料を手でよく泡立てる
　手のひらを使って泡立てます
　泡はきめ細かく、クリーミィに

 きめ細かくてクリーミィな泡をつくる
　ぬらした石けんを手のひらで
　泡立てたら、ぬるま湯を数滴
　たらして泡立てます

④ 泡で顔を包むように洗う
　泡を顔の上でころがすような感じで行います
　指に力を入れず、泡で包むようにして
　汚れを落とします

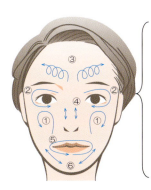

手順　ふんわり洗顔法

① 手でほほを包み込むようにして、手のひらで大きな円を描くようにします
② 目のまわりは両手の中指と薬指を使い、やさしく包むようにします
③ 額はらせんを描くように洗います
④ 鼻は鼻すじにそって下から上へ
⑤ 口まわりは円を描くようにします
⑥ あごは顔の輪郭にそって洗います

⑤ ぬるま湯で洗い流す
　泡を顔全体にのばしたらぬるま湯で洗い流します
　この時、手で顔をこすらないように注意しましょう

すすぎ方

手のひら全体を使い、やさしく5～6回洗い流します
あまり回数が多いと、肌の刺激になるので注意しましょう

Ⅷ．化粧品・スキンケア用品の指導・販売，美白剤などの処方

水分補給

洗顔後の肌は、角質から水分が蒸発しやすい状態です
肌が乾かないうちにすぐ水分を補給します
毎日肌の調子を確かめながら、顔のすみずみまで潤いをゆきわたらせましょう

①化粧水を手のひらに取る
　手のひらでなじませる時は手全体を使います
　手でおこなうと、タッチがソフトになるため敏感肌の人にはおすすめです
　手が荒れている時はコットンを使用しましょう

②顔全体にたっぷりしみ込ませる
　手に力を入れたり強い摩擦力が加わると、皮膚温度が上がり、
　ほてったりかゆくなったりすることがあるので、やさしくなじませるようにします

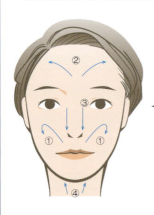

【手順】
①ほほは手のひら全体を使い、顔の中心からこめかみ方向に
　皮膚をひっぱらず、すべり上がるようにぬります

②額も中心から外へ手のひら全体でぬります

③鼻すじから側面、口のまわり、目のまわり、目の下に
　指全体を使ってなじませるようにやさしくぬります

④最後に首全体になじませます

③手パックで浸透させる
　手をすきまなく肌に密着させ、やさしく包むようにパックし潤いを浸透させます
　潤いが足りない部分は、重ね塗りをします

☆水分補給のポイント
パッティングしたりたたいたりしては絶対ダメです
手全体でたっぷりの化粧水をやさしくなじませるように、手でパックをするように塗るのがコツです

図Ⅷ-8　スキンケアマニュアル（つづき）

2. スキンケア教室での指導の実際

乳液&クリーム

乾燥を感じるときは、乳液やクリームも使いましょう

<u>ピンポイントで効果的に使う</u>
乳液やクリームをつける時は、水分が多いものから化粧水→美容液→乳液→クリームの順番で化粧水がしっかりしみ込んでからつけるようにしましょう

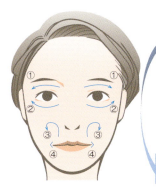

手順
① 目のまわりはデリケートな部分なので薬指を使ってやさしく

② 乾燥しやすい目のきわはソフトにていねいに

③ ほほは中指と薬指で円を描くようにのばします

④ 口角にもやさしくなじませます

目頭から目尻へ向けて力を入れず
やさしくゆっくりのばしましょう

美容液

肌のうるおいを保ち、シワ予防やシミ対策には欠かせません

手全体でつつみこむようにやさしくなじませます
気になる部分に、ポイントで使っても OK です

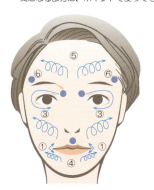

ツボを刺激すると水分の代謝が促されます
肌ツヤのツボポイントを中指で軽く3秒間
押さえ、ゆっくり力を抜きます

h. ポイントメイク

◆眉墨，アイシャドウ，アイライン，チーク，口紅は，必要最小限にします．かゆみや炎症のある部分は避けて，皮膚の状態を確認しながら使用します．

《ポイントメイクのコツ》
- 口紅をつけるだけでも顔が明るく健康的に見えるので，まず口紅から試します．
- 肌荒れで眉毛が薄くなっている場合も多いので，次に眉墨で眉を描きます．
- アイメイクは，アイラインを入れるだけでも目元がはっきりします．
- アイシャドウは，ラメ入りや群青の入っているものを避けて使用するほうが無難です．
- 肌に赤みがある場合はチークは不要です．

3. スキンケア教室終了

◆最後に，スキンケアマニュアルとサンプルをお渡しして終了となります．終了時に患者から感想やご要望などを聞き取って記載しておくと，今後指導を行う上での参考にもなります．

◆また，可能な限りスキンケア指導の前後で写真を撮って患者にお見せすると，その変化を実感していただけるようです．実際に当院で行ったスキンケア教室の受講例（図Ⅷ-9，10）をお示しします．

◆スキンケア指導は，洗顔と保湿の指導から始まります．いくらメイクで肌荒れを隠しても，肌そのものが整っていないと，ちっともきれいには見えません．正しい洗顔と保湿によってベースを整えて，その上に軽いメイクをすることにより，肌荒れが悪化することを防ぐことができますし，きれいに見せることができます．

◆「砂地に建物を建てると液状化を起こしてくずれてしまいます．地盤がしっかりしているとくずれません．それと同じで，肌のベースが保湿できちんと整った上にお化粧をすれば，化粧くずれは起きないし，きれいに見

40代女性:アトピー性皮膚炎にて通院中
顔全体のかゆみと赤みがなかなか改善しないため,スキンケア教室を受講しました.

【実　演】
①**実際の手順**:まず,患者ご自身にいつもの方法でスキンケアを行ってもらいます.
・クレンジング:少ない量のオリーブ油で,強く擦って化粧を落としていました.
・洗顔:石鹸は使用せず,水のみで流していました.
・化粧水:顔にたたきつけながら,少ない量を塗っていました.
・保湿:プロペト®をたっぷり優しく塗っていました.
②**指導**:患者ご自身で行ったケアの誤りを指摘しながら,指導を行いました.
・クレンジング:多めのオリーブ油を,肌に優しくなじませるように使用するように指導しました.
・洗顔:クリーミーに泡立てたコンテススキンケアソープで,ふんわり優しく洗うように指導しました.
・化粧水:右にディーパスSローション,左にビーソフテン®ローションを,いずれも500円玉大を手の平に取り,優しくなじませるように塗ることを指導しました.
・保湿:塗り方は正しかったので,右にディーパスジェル,左にプロペト®を試してもらいました.
・日焼け止め:コンテスリキッドケーキを顔全体に優しく塗るように指導しました.
・ファンデーション:右にナビジョンスキンケアベール,左にコンテスパウダーケーキを試してもらいました.

【指導結果】
　スキンケア教室前に比べ,スキンケア教室後は明らかに顔の赤みと乾燥が消失し,潤った肌になりました.右のほうがきれいに見えましたので,ディーパスのSローションとジェルを引き続き使用していただくことになりました.さらに,日焼け止めはコンテスリキッドケーキ,ファンデーションはナビジョンスキンケアベールを使用していただくことになりました.

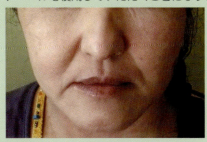

スキンケア教室後.右頬のほうが潤ってきれいになりました.

図Ⅷ-9　スキンケア教室受講例

VIII. 化粧品・スキンケア用品の指導・販売，美白剤などの処方

えます」と，患者に説明すると，納得していただけるようです．肌が荒れていて化粧が浮いてしまっている患者には「あなたの今のお肌は液状化状態！」と諭します．

◆また，スキンケア指導はとても時間がかかります．スキンケアや化粧に興味を持っている看護師やスタッフの協力も不可欠です．スキンケア製品のサンプルは医師が診察時に肌の状態に合わせて選んで，その使い方はスタッフが丁寧に説明をするという流れを作っておくと，スムーズに診療が進むと思います．そしてお使いいただいたサンプルが患者にぴったり合った時は，患者はもちろんのこと，私たち医師やスタッフみんながとても幸せな気持ちになります．

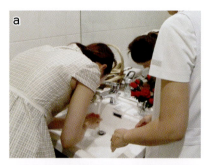
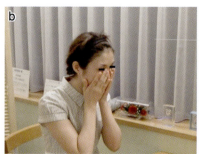
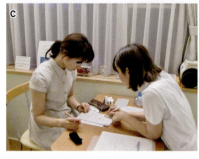

図Ⅷ-10 スキンケア教室の風景
a．患者に洗顔をしてもらい，その様子を看護師がチェックします．
b．保湿のやり方もチェックします．
c．スキンケアマニュアルをお見せしながら指導を行います．

COLUMN

男性医による化粧指導

　美容皮膚科を行っている，いないにかかわらず，化粧の仕方あるいは化粧品そのものについて相談を受けることは，一般皮膚科診療の中でも日常茶飯事です．ここで「化粧などしないほうがよい」，「私は化粧品屋ではない」といってしまえばそれまでですが，化粧品業界の巧妙なセールストークから迷宮に迷い込んだ人を救い出すのも皮膚科医の役割の一つであり，このような質問に対しても，自分なりに皮膚科専門医として誠意をもって答えたいと思っています．

　しかし，現実的には実際に化粧などしたこともない自分が，あまりに細かい指導をするのも何か気恥ずかしいというのが本音のところです．また，専門医としては多少の科学的根拠をもって指導したいとも思いますが，そもそも化粧の仕方にエビデンスというものが存在するのかどうかもわかりません．そこで，自分はどうしているかというと，一般論で逃げているというのが現実です．

　まず，俗にいう"化粧"とはいわゆる基礎化粧と呼ばれる「スキンケア」と「メイクアップ」に分けて考えるべきであると説明します．

　スキンケアは保湿をどのように効率よく適切に行うかがポイントで，保湿の重要性を強調します．皮膚科医としてはこちらの説明にむしろ重点をおくべきだと考えています．「保湿化粧品として何を使用してよいかわからなくなってしまった」という人には，信頼のおける会社が製造・販売し，成分表示がはっきりしていて，それほど高価でない製品を勧めることもあります．

　これに対して，メイクアップの指導のほうは本当に難しいのですが，私は基本的にメイクアップを否定しない立場に立って患者に接しています．メイクアップは皮膚によいことではないというのは重々承知していますが，メイクアップをするのが当たり前である女性に対して，メイクアップを完全否定してしまったのでは，話が前に進みません．メイクアップが絶対不可欠（すっぴんで人前に出るなんてありえない）という女性は，私の想像をはるかに超えて多いということは開業してから知った事実です．一連の化粧行為の中では，メイクアップそのものよりも，メイク落とし（クレンジング）や洗顔にもっと注意を向け，優しく皮膚を擦らずに，しかもきちんとメイクを落とすように指導しています．具体的には拭き取りタイプより，全体的にはジェルなどの洗い流すタイプで，目の周りなどしっかりメイクをする部位ではオイルタイプで，皮膚に付着したファンデーションなどのメイクを浮かすようにして除去することを勧めています．

　また，「メイクアップをする時から，落とすことを意識して，落ちやすいようにメイクアップするといいですよ」などと申し上げると共感を得やすい印象です．にきび患者にはアイメイクや口紅などポイントメイクによって，にきびから注意をそらせるのも一つの方策だと提案することもあります（どこかの講演で聞いた内容の受け売りです）．

　こんな風に化粧に理解のある開業医を気取っていますが，これまで「私に似合うファンデーションや口紅のカラーは何ですか？」とまでは尋ねられたことはないので安堵しています．

（川端康浩）

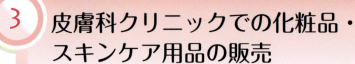

3 皮膚科クリニックでの化粧品・スキンケア用品の販売
～私はこうしています～

1. スキンケア用品の販売のきっかけ

◆開業当初は,実は化粧品販売は全く考えていませんでした.当院は横浜駅の隣駅にあり,横浜駅周辺にはドラッグストアやデパートがたくさんあります.そちらでお求めいただくことができますし,在庫を抱える手間などを思うと,二の足を踏んでいました.

◆販売するきっかけは,今でもはっきり覚えています.開業当初,大島椿から発売になったセイセイシリーズ(現在は廃番)という基礎化粧品のサンプルを,患者によくお配りしていました.チューブ式の洗顔石鹸が1本500円ととてもお手頃価格で,刺激が少なく,患者にはとても好評でした.購入方法は,患者自身が直接大島椿に電話で申し込みをして購入するという通信販売方式でした.

◆ある日,ある患者から「通販は面倒だし,送料もかかってしまうし,医院で購入できないかしら?」と言われたのです.その一言がきっかけとなりました.確かに,医院に置いてあれば,患者にご購入いただいてすぐに使っていただけるし,もしかすると販売利益も上がるかもしれない,と気軽な気持ちで,仕入れ販売をはじめることにしてしまったのです.

◆「仕入れ販売をはじめてしまった」と書きましたが,実は,仕入れ販売はほとんど利益にはならないし,結構大変であることが,後でわかってしまったからです.それでも今でも販売を行っているのは,大変さ以上に,大きなメリットがいくつもあると思うからです.

◆それでは,具体的な販売方式や取り扱っている商品についてご説明した

いと思います．

2. 販売方式について

a. 保険診療と自費部門の会計を分けるために
◆化粧品やスキンケア用品の販売はすべて自費になりますので，医院とは別の（有）スキンケア・リサーチセンター（SRC）という会社をまず作りました．保険診療と自費部門の会計をはっきりと分けたかったからです．
◆初めは受付の片隅を仕切って，SRC 用のレジスターと製品を置きましたが，その後まもなく医院が手狭になって移転となり，ビルの 2 階に医院，3 階に SRC と，フロアを分けて運営することとなりました．それに伴い，医院のスタッフ数名を SRC の所属としました．
◆また，SRC の理念もはっきりさせました．「患者の健やかな肌のために貢献すること」です．SRC での販売は，あくまでも患者の肌に合うものを見つけていただくことを一番とし，決して押し売りはしないこと，もし販売に不安があれば，診察時にまず医師に相談していただくこと，を徹底しました．
◆商品の販売をはじめる前に当院では必ず，その商品そのものを，私はもちろん看護師や受付スタッフ，場合によっては私やスタッフの家族などにも試しに使用してもらいます．よく受診されている患者にも，「新しいサンプルが入ったので，試してもらっていいですか？ 次回いらした時に，感想を聞かせてくださいね」とお伝えして，試していただきます．問題なく使用することができるか，使い心地はどうか，効果はどうか，などを確認し，最終的に仕入れるかどうかを決めていきます．

b. 商品の仕入れ
◆仕入れてもいいと思われる商品が決まれば，診察時に患者にサンプルをお渡ししていきます．サンプルが作られていない商品については，テスターを準備して，まずテスターをお試しいただき，問題がないかどうか確認していただきます．サンプルやテスターの種類は，スタッフ用のフローチャート（図Ⅷ-11）に基づいて，SRC のスタッフからご紹介する場合もあります．お渡ししたサンプルやご使用いただいたテスターについては，商品

Ⅷ. 化粧品・スキンケア用品の指導・販売，美白剤などの処方

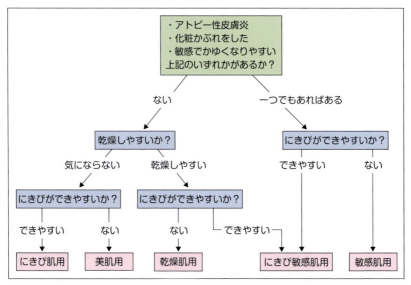

図Ⅷ-11 肌質別アイテムを選ぶコツ

フローチャートでチェックした結果に基づき，スキンケア製品を選びます．
【注意事項】
サンプル希望の方は，まずサンプルから試していただきます（ただし1回のみ可．記録も残すこと）．
サンプルがない場合は，現品のテスターでテクスチャーを確認してもらいます．商品によっては診察時に相談するようスタッフから患者に伝えます．

名をカルテやスキンケア指導書に記入して，必ず記録を残しておきます．
◆お試しいただいたものが，肌にトラブルがなく継続的な使用をご希望された時に，SRCが商品を仕入れて，患者にご購入いただきます．商品の仕入れは，最小単位（理想は3個です）でまず仕入れて，リピーターや購入する患者が増えたら，ある程度大きな単位（12本など，割引率が高くなる単位）で仕入れるようにします．
◆仕入れ販売の場合，販売価格の65％で仕入れることができれば元は取れる，と税理士さんに教えていただきました．なお，販売価格がオープン価格の場合は，仕入れ価格に35％上乗せした価格で販売すれば，赤字にはならないとのことです．メーカーによっては70％以上でしか仕入れさせてくれないところもありますが，SRCトータルで黒字になればいい，

と考えると少し気楽になります．とはいうものの，販売して赤字になってしまっては，継続することが困難になりますので，それだけは避けなければならないと思います．

c．患者一人ひとりの購入カルテの作成

◆商品を購入された患者については，一人ひとりの購入カルテを作成しています．いつ何をご購入されたのか，記録を残しておくためです．「前回買ったあの石鹸がほしい」「娘が買った化粧水がほしい」など，商品の名前がわからない患者も多くいます．記録をさっと見て，「こちらの石鹸を前回買われています」というスタッフの一言が，患者に大きな安心感を与えるようです．

d．使用期限のチェック・在庫処分

◆一度仕入れた商品でも，リピート率が高くないものは，商品の使用期限が切れてしまう場合がありますので，使用期限のチェックは大切です．もし使用期限が近づいてきた場合には，メーカーに新しいものに交換していただいたり，それが不可能な場合は，価格を下げて「特別セール品」として販売したりします．そのような商品は，基本的には取り扱いも終了とします．また，購入された患者の2名以上に，肌トラブルを生じたものについては，すぐに撤退します．サンプルを使っていただいた時は大丈夫でも，実際に数ヵ月使用してみるとダメだったという例もありますので，常に注意が必要です．

3．販売するにあたって

◆化粧品やスキンケア用品を販売する際には，「どのような目的で」，「どのような患者に」，「どのような物を」販売するのかを明確にしておくことが大切だと思います．そうすることで，商品のラインナップが決まってくるからです．

◆また，メーカーの方針や商品への思いやこだわりも知っておいたほうがいいと思います．とことん敏感肌や環境にこだわるメーカーや，美容部門に強いメーカーなど，さまざまなメーカーがあります．クリニックの治療方針や患者のニーズ，メーカーの特性などを考え，マッチングする商品を

選んでいくことで，クリニック・患者・メーカーのwin・win・winが成り立つと思います．

◆当院では，肌が弱くてトラブルが多い患者に対して，できる限りトラブルを起こしにくい商品を取り揃えるようにしています．仕入れと撤退を繰り返しながら，セレクトショップのようになってしまいましたが，これが患者のニーズに合わせた商品展開が継続できているコツのようです．

◆また，商品については，医師自身がいろいろ勉強しなければなりませんが，それが知識となり，患者指導にとても役立っていると思います．また，可能な限り，メーカーの会社や工場，販売店などにも足を運ぶようにしています．

◆特に感激した工場は，北九州市にある"シャボン玉石けん"と，陸前高田市に縫製工場を持つFleepという肌着のメーカーの"島崎株式会社"です．それぞれ，肌への優しさを徹底的に追及して製造されていました．このような出会いも，私にとっては，大きな財産になっています．

4. SRCで取り扱っている商品

◆にきび用の商品については，Ⅶ章第6項に記載してありますのでご参照ください．なお，にきび用商品でお示しした中で，いくつかはSRCでは販売せず，近隣の薬局やドラッグストアで販売しているものもあります．

◆それ以外にSRCでお取り扱いしている商品につきましては，巻末付録にまとめました．化粧品以外では，絹の手袋やファブリックケアマスク，布ナプキン，バストケアなどの布製品も好評です．また，その布や肌着を洗濯するための洗剤も大切なスキンケア用品の一つとなっています．

◆販売している化粧品やスキンケア用品は，メーカーによっては廃番になったり成分が変わったり，新製品が出たりすることがありますので，常に新しい情報を取り寄せておくといいと思います．

◆新製品が出たり成分が変わった場合には，すぐにご連絡ください，とメーカーさんに頼んでおきます．ダイレクトメールや訪問で情報をいただいたりしています．また，学会の展示ブースには必ず立ち寄り，最新情報をチェックしてくるといいと思います．

スキンケア指導のトラブル，化粧品・スキンケア用品販売のトラブル

「勝手に塗られて，お金取るんですか？」

◆診察時に「この薬を試してみましょう」と，塗り薬を患部に塗り，塗り方をお教えすることがよくあります．当然，皮膚科軟膏処置として，その範囲に応じた点数と使用した薬剤を請求しますが，ある時，若い女性が受付で上記のような言葉を残して帰ったとのこと．処置に携わった看護師も，実は私自身も「はあ～～～？」と一斉に声をあげてしまいました．

◆このご時世，いつ何を言われるかわからないと，しみじみ感じたできごとでした．皮膚科軟膏処置は，きちんとした医療行為ではありますが，患者にその必要性をお伝えすることも大切であると感じた次第です．

◆ただ，通常は「処置していただき助かります」，「薬を塗っていただき，本当にありがとうございました」と感謝されることがほとんどですので，患者のため必要な処置はどんどん行っていくほうがいいと思います．そうすることで，「あのクリニックでは，薬の説明をきちんとしてくれて，塗り方も教えてくれる」という評判にもつながるようです．

「サンプル，もっとください」

◆スキンケア製品のサンプルは，当院では私か看護師もしくはSRCのスタッフが，患者に直接手渡し，その記録をカルテや指導書に残しておきます．サンプルを1回使用しただけではよくわからない，という患者もいますので，サンプルをお渡しするときにサンプルの使い方もお教えします．

◆たとえば化粧水や乳液・美容液など肌に直接塗るものの場合は，数日間

右頬もしくは額など，場所を限定して使っていただきます．1回分のサンプルでも，場所を限定すれば，数回使えるわけです．サンプルを使用しない部分は，今までのスキンケア製品を継続してもらいます．そうして，サンプルを使用した部位とそうでない部位とを比較していただき，サンプルを使用したほうが肌の調子が良ければ，肌に合っていることになります．

◆シャンプーや石鹸も，少量を手に取ってよく泡立ててからご使用いただくと，数回は使えます．

◆このように，少しずつ使っていただいてもまだ不安，という場合にはもう一度だけサンプルをお渡しします．二度目のサンプル提供であることは，しっかりカルテに記載しておきます．

◆さらにサンプルを求められた場合は，「もうすでに二度お渡ししましたよね．メーカーさんがサンプルをどんな気持ちで作っているかわかりますか？ 肌の弱い患者様のため，身を削って作ってくださるのですよ．何度もお渡ししてはメーカーさんに申し訳ありませんので，もしお使いになるようでしたら，ぜひご購入ください」とお伝えするようにしています．

「購入して使っているうちに，肌がかゆくなってきた」
「購入して使ったら，赤くなった」

◆その場合は，まず，かゆくなったり赤くなったりしたのはご購入いただいた商品が原因かどうかを，診察して確かめることが必要です．花粉症の時期でアトピー性皮膚炎が悪化したために赤くなったりかゆくなったりする場合があったり，毛染めをしてしまった後に皮膚炎を併発していたり，商品以外が原因の例もあるからです．

◆明らかに他に原因があるとわかった場合は，「○○のために一時的に皮膚炎が悪くなってしまいましたので，かゆみや赤みをまずお薬で治しましょう．治ってから，また商品を少しずつ試してみましょう」とお伝えします．

◆また，使用方法が誤っているためにトラブルを起こしている例もありますので，いつどのタイミングでどのような量を使用しているのかも尋ねてみます．少ない量を強く擦り込んでいたり，本来は最後に使うべきものを

最初につけていたりする場合は，正しい使用方法をお教えすることで，トラブルが改善することもあります．

◆明らかに商品が原因と思われる場合は，すぐに使用を中止していただき，二度と使用しないようにお伝えします．皮膚炎が落ち着いてきたら，他のサンプルをお渡しして試していただいたり，どうしても肌に合うものが見つからない場合は，パッチテストで原因物質や肌に合うものを探していきます．

◆このように，丁寧に説明を行っていくことで，患者との信頼関係を保っていくことができると思います．

◆それでも納得されずに「金返せ」と言われてしまった場合は，「通常は返金をしていないのですが，患者様のお気持ちもよくわかりましたので，今回に限ってご返金させていただきますね．申し訳ありませんでした」と謝りの一言も付け加えて，返金に応じます．ただ，このような患者のカルテには「注意」のメモを張っておき，商品をご購入いただく場合には，とても慎重に行っていくように心がけていきます．

まとめ

◆トラブルをできる限り起こさないようにするためには，スキンケア指導も化粧品・スキンケア用品の販売も，すべて患者の治療のため，健やかな肌を保っていただくためと，医師はもちろんのこと，スタッフ皆が同じ気持ちで患者対応を行っていくことが大切だと思います．患者のためにがんばっている姿をお見せすることで，トラブルはなくなると思います．

◆当院であったできごとです．待合室である患者が「いつまで待たせるんだ！」と大声をあげたことがありました．その時に，同じ待合室にいた別の患者が「何言ってるんだ．先生が一生懸命丁寧に患者を診てくれているのだから，黙って待ってろ」と言ってくださったのです．私も受付スタッフも涙が出そうでした……．すべての患者にご満足いただくことは難しいかもしれませんが，日々真摯に患者に対応していくことで，応援してくださる患者も増えていくと，しみじみ感じています．

5 化粧品・スキンケア用品を院内販売するための基礎知識

1. 化粧品と医薬部外品

◆化粧品と医薬部外品は，医薬品医療機器等法その他関連法規によって定義され，規制されています．医薬品医療機器等法は「医薬品，医薬部外品，化粧品，医療機器及び再生医療等製品の品質，有効性及び安全性の確保並びにこれらの使用による保健衛生上の危害の発生及び拡大の防止のために必要な規制」を定めています．

◆この中で，化粧品は「人の身体を清潔にし，美化し，魅力を増し，容貌を変え，又は皮膚若しくは毛髪を健やかに保つために，身体に塗擦，散布その他これらに類似する方法で使用されることが目的とされている物で，人体に対する作用が緩和なもの」と定義されています．

◆それに対して，医薬部外品は，医薬品医療機器等法では「医薬品と化粧品の中間的な分類で，人体に対する作用の穏やかなもので，機械器具でないもの」と定義されており，やや曖昧な位置づけになっています．いわゆる薬用化粧品というのはこの医薬部外品のことになります．

◆厚生労働大臣が指定する医薬部外品で，皮膚に関するものでは「すり傷・切り傷・さし傷・かき傷・靴ずれ・創傷面等の消毒又は保護，にきび・肌荒れ・かぶれ・しもやけ等の予防，ひび・あかぎれ・あせも・ただれ・うおのめ・たこ・手足のあれ・かさつき等を改善することが目的とされている物」などがあり，これらに対しては医薬部外品であれば，その効能を予防・改善効果として謳うことができます．

◆このほか，医薬部外品には染毛剤，パーマ剤，浴用剤，育毛剤，除毛剤

に加え，殺虫剤や殺鼠剤まで含まれており，薬用化粧品というのは雑多な分類の中に押し込まれているという印象です．

2. 医療機関での化粧品販売

◆特定療養費の場合を除き「一連の診療行為の中に保険診療と保険外診療（患者自己負担）を混在させる混合診療」は禁止されています．しかし，そもそも化粧品の使い方を説明することやそれを販売することは診療行為ではありませんので，医療機関での化粧品の販売は混合診療にはあたりません．厚生労働省から発令された「保険医療機関等において患者から求めることができる実費について」の通知の中でも，「療養の給付と直接関係ないサービス等」については一般の商取引と同様に保険診療に合わせて請求することが可能とされています．ただし，その際，下記が条件づけられています．

① 医療機関内にサービス等の内容及び料金について掲示すること
② 費用徴収に際しては説明と同意を確実に励行すること
③ 他の費用と区別した内容のわかる領収証を発行すること
④ 「雑費」などの曖昧な名目で費用を徴収しないこと

◆しかし，それでも「医療機関は非営利である」という大前提があるので，法外な利益率を見込んだ販売やネット販売・通信販売など，もっぱら利益を追求した販売は行えないことになります．また，医療機関に対する広告規制のため，通常の販売店のような広告を行うこともできません．

◆特に医療法人では，医療法において医療行為以外の付帯業務が制限されています．しかし，「歯ブラシ，マスク，おむつ等の販売」は付随業務（医業を行う上で必要上生じてしまう業務）として認められています．化粧品の販売もこれらと同様に営利を目的としたものでなく，患者からの要望に基づき，患者の利便性を考慮したものと解釈することによって販売可能です．しかし，化粧品の売上高があまりにも高額な場合は付随事業と見なされないこともありうるので,そのような場合は，MS（メディカルサービス）法人などを立ち上げ，それを利用するほうが無難です．

3. クリニックオリジナル化粧品を製造・販売する時の注意

◆化粧品に配合できる成分は，化粧品基準によって規定されています．化粧品基準では配合禁止・配合制限成分が指示され，化粧品基準の規定に違反しない成分について，製造・販売者の責任のもとに安全性を確認したうえで化粧品に配合することになっています．

◆また，特定の成分群については，逆に配合可能成分が指定されています．ですから，クリニックでオリジナル化粧品を製造・販売する際には，これに準拠しなければなりません．また，医薬品の成分はどんなに少量であっても配合することは認められません．しかし，医薬部外品の有効成分の多くは，配合量を減らせば化粧品にも配合することが可能です[1]．

◆また，2001年4月より，原則として化粧品に配合される成分については「全成分表示」が義務づけられており，容器に直接記載するとともに，添付文書などにも記載しなければなりません．これは無償サンプルにも適用されます．その際の留意事項は下記の通りです．

① 成分の名称は，邦文名で，明瞭で読みやすい文字で記載する
② 成分の名称は，日本化粧品工業連合会（JCIA）作成の「化粧品の成分表示名称リスト」等を利用する
③ 成分名の記載順序は，製品における分量の多い順に記載する
④ 配合成分に付随する成分については記載する必要はない
⑤ 混合材料については，混合されている成分ごとに分別して記載する
⑥ 抽出物は，抽出された物質と抽出溶媒または希釈溶媒を分けて記載する
⑦ 香料を着香剤として使用する場合，「香料」と記載する

◆企業秘密成分については，厚生労働省に申請し，承認されたものに限り，非開示とすることが可能です．その際は「その他の成分」と表示します．化粧品成分表示などの詳細については，JCIAのホームページを参照してください．

6 美白剤の種類と作用機序

◆現在，本邦で使用されている主な美白剤を**表Ⅷ-1**に示します．
◆皮膚におけるメラニンの代謝は下記の四つの過程から成り立っています．

① メラノサイト内でのメラノソームの生成（⇨メラノソーム内でのメラニンの生成）
② メラノソームのケラチノサイトへの移行
③ ケラチノサイト内でのメラノソームの崩壊，消化と表皮からの脱落
④ マクロファージによる真皮内のメラノソームの貪食

◆美白剤は，上記①〜④のどこかの過程を促進ないし抑制することによって皮膚のメラニン量を減少させます．メラニンには黒色のユーメラニンと黄色のフェオメラニンとがありますが，この二つはいずれもチロシンの代謝産物がポリマー化したものです．メラノソーム内で起こるその最初の反応がチロシンからのドーパキノンの生成で，この反応を触媒するのがチロシナーゼになります．そして，**表Ⅷ-1**に示したように，多くの美白剤がこのチロシナーゼの活性阻害によりメラニン生成の抑制効果を発揮します．以下に，代表的美白剤であるハイドロキノンとレチノイン酸について詳述します．

VIII. 化粧品・スキンケア用品の指導・販売，美白剤などの処方

表VIII-1　美白剤の種類と作用機序

種　類	作用機序
ハイドロキノン	チロシナーゼの活性阻害，メラノサイトに対する細胞毒性，メラノソームの分解促進
トレチノイン	表皮細胞のターンオーバー促進，チロシナーゼの活性阻害
アルブチン	チロシナーゼの活性阻害，メラノサイトの細胞内情報伝達の阻害
ビタミンC誘導体	チロシナーゼの活性阻害，メラニンの還元作用
リノール酸	チロシナーゼの活性阻害，表皮細胞のターンオーバー促進
アゼライン酸	チロシナーゼの活性阻害
トラネキサム酸	メラノサイトの増殖抑制
カミツレエキス	メラノサイトの細胞内情報伝達の阻害
甘草エキス	チロシナーゼの活性阻害

1. ハイドロキノン

◆現在臨床的に最も多く用いられており，美白剤の代表といえます．

◆作用機序としてチロシナーゼの活性阻害のほか，メラノサイトそのものに対する細胞毒性，メラノソームの分解促進などが考えられています．最近では化粧品でも1％程度のものが市販されていますが，病院やクリニックでは4～5％の高濃度のものが親水軟膏などを基剤にして院内調剤されています．効果は報告により差がありますが，肝斑や炎症後色素沈着に対しては，かなりの有効性が報告されています[2]．

◆しかし，少なくとも1ヵ月以上の連続使用が必要であり，患者の満足が得られるようになるのはだいたい3ヵ月後くらいになるようです．副作用としては皮膚刺激症状（外用部位がピリピリする）が多く，これは濃度が高いほど，症状も強く，発現頻度も高くなります．

2. レチノイン酸

◆レチノイン酸（ビタミンA酸）とはビタミンAのカルボン酸誘導体で，医科向けの美白剤としてはレチノイン酸の立体異性体の一つであるトレチ

ノイン（all-trans retinoic acid）が使用されます．
◆トレチノインは，市販の化粧品などに使われているレチノイン酸の前駆体であるレチノールやレチナールに比べると，はるかに高い生理活性を有します．その作用は，表皮細胞の増殖および分化亢進で，ターンオーバーが促進された表皮角化細胞は基底層のメラニンとともに上層に押し上げられ，角質層となって，剥がれ落ちます．つまり，トレチノインの主な美白作用はメラニンの産生抑制ではなく，メラニンの排泄促進にあります．このためハイドロキノンなどメラニン生成抑制効果を有する美白剤との併用は，実に理に適っており，かつ臨床的にも有効です．また，トレチノインは真皮ではⅠ型，Ⅲ型，Ⅳ型コラーゲンの産生増加や真皮マトリックスメタロプロテアーゼ（matrix metalloproteinase：MMP）の活性低下，ムコ多糖類の増加作用を有し，抗しわ効果も併せ持ちます[3]．

◆実際の処方としては水性ゲル，親水軟膏を基剤として 0.025～0.4% のトレチノイン外用剤が院内調剤されることが多いようです．当然，高濃度のものほど美白効果は高くなりますが，後述する随伴症状も強くなります．トレチノインの全身投与では催奇形性があることが知られていますが，シミなどに対する部分的な外用治療では経皮吸収量はごくわずかなので，問題ないと考えるのが一般的です．しかし，実際の院内調剤，処方では妊婦への投与は避け，避妊の指導をしている施設が多く，そのほうが無難です．

◆外用部位の紅斑，表皮剥離はほぼ必発ですが，トレチノインの作用機序から考えると，これは副作用というよりむしろ随伴症状と呼ぶべきで，外用を中止すれば症状は徐々に軽快していきます．トレチノインの生体への反応には慣れ現象があるので，軽微な乾燥症状であれば，外用を続けているうちに，症状は軽減していきます．また，抗しわ効果を期待して使用する場合にはときどき休薬しながら外用すると作用が長く持続するとされています．トレチノインの処方では，この点をいかに上手に説明するかがポイントになります．

7 美白剤によるシミ治療の実際

◆いわゆるシミを美白剤単独で治療するか，レーザーなどの他の治療と併用するかは，シミの種類および患者の希望に応じて決められます．
◆美容医療では，医学的に禁忌であるような治療を除いては患者の希望は最大限に考慮されるべきだと思います．美白剤単独の最もよい適応は肝斑で，レーザー治療はむしろ禁忌になります．
◆0.025〜0.1％の低濃度のトレチノインと，4〜5％の高濃度のハイドロキノンの併用が有効です．患者の利便性を考慮して，ハイドロキノンとトレチノインを最初から混合したクリームを調剤している施設もあるようです．
◆老人性色素斑のような，少なからず表皮肥厚を伴うものはレーザー治療を併用したほうが効果は高くなりますが，高濃度のトレチノインとハイドロキノンの外用でも十分効果は期待できます．炎症後色素沈着は，ハイドロキノンの外用が消褪を早めることに寄与します．
◆シミの治療にあたり，レーザー照射にハイドロキノン等の美白剤を併用することは，レーザー照射後の炎症後色素沈着の予防，早期消褪のために不可欠です．また，扁平母斑は治療後に再発しやすいことがよく知られていますが，照射後トレチノインとハイドロキノンの外用を併用することにより再発率を抑えることができます．
◆それに対して，太田母斑や後天性真皮メラノサイトーシスなどの色素沈着の主座が真皮であるものは，Qスイッチルビーレーザーや Qスイッチアレキサンドライトレーザーでなければ効果は期待できませんが，この場合も，後療法としてのハイドロキノンなどの美白剤の使用は有効です．

■文　献
1) 有馬八重野：化粧品・医薬部外品の知識. 皮膚科医がはじめる Cosmetic Dermatology, 南江堂, 20-26, 2003
2) 富田　靖 他：美白剤 基礎知識. 皮膚科医がはじめる Cosmetic Dermatology, 南江堂, 166-174, 2003
3) 菊地克子：トレチノインと美白剤の外用療法. Visual Dermatol **12**：650-652, 2013

巻末付録

スキンケア・リサーチセンター（SRC）取り扱い商品リスト

美肌用リスト

◆美肌用石鹸

商　品	メーカー	価　格	特　徴
富岡シルクソープ	富岡	12g 400円	国産のシルク成分配合で，肌をつるつるにして，くすみ対策に
ディーパスソープ	ディーパス	60g 850円	肌を整えしっとりさせたい人に
イニクスクリーミィフォーム	マルホ	200g 2,700円	洗い上りはしっとり潤う にきびやくすみの気になる人に

◆美肌用化粧水

商　品	メーカー	価　格	特　徴
ディーパスローションR	ディーパス	135mL 1,800円	さらにキレイな肌質を求める方へ くすみ・しわ・シミ対策に
Wモイスチャーローション	コンテス	120mL 3,500円	シミ・くすみの気になる方へ ホワイトニングと保湿のW効果
ナチュラルケアスキンローション	コンテス	100mL 3,000円	肌のツヤ・ハリ・潤いを求める方へ
ナビジョンDR TAローション	岩城製薬	150mL 6,000円	美白用，シミ・くすみの気になる方へ トラネキサム酸配合

◆美肌用保湿剤

商　品	メーカー	価　格	特　徴
ディーパスジェル	ディーパス	30g 1,800円	美容成分豊富で肌機能改善に効果的 細胞活性を高め，小じわ・くすみ対策にも
エンビロンデリケートジェル	プロティア・ジャパン	50mL 3,500円	βカロテンで皮膚の再生力アップ
ナチュラルケアモイストエッセンス	コンテス	30mL 4,200円	ヒアルロン酸など美容成分配合 目元の小じわにも
MAAsリペアエッセンス	ドクターズチョイス	15mL 9,000円	MAAs＋ヒアルロン酸・生セラミド・コラーゲン効果で，透明感とハリのある肌に導く

◆美肌用日焼け止め

商　品	メーカー	価　格	SPF	PA	特　徴 (どれも敏感肌・乾燥肌用)
AK　UV クリーム	ロゼット	50g 2,800 円	28	＋＋	セラミド配合で，肌を整える 敏感肌の方にも
ディーパスジェル	ディーパス	30g 1,800 円	ー	＋＋ 程度	スサビノリエキス（海藻エキス）の効果で日常ケアをしながら対策
UV イデア XL BB	ラロッシュポゼ	30g 3,400 円	50＋	＋＋＋＋	パラベンフリー．潤って，肌色にきれいに仕上がる
アンテリオス XL フリュイド	ラロッシュポゼ	50g 3,600 円	50＋	＋＋＋＋	乳液タイプで保湿力がある しっかり紫外線をカット
MAAsUV	ドクターズチョイス	25mL 2,500 円	50＋	＋＋＋＋	美肌成分 MAAs 配合で，しわ・たるみ対策にも
HQ コンシーラー	ケイセイ	1 本 3,600 円	50＋	＋＋＋	ハイドロキノン入りで，紫外線をカットしながら美白する

◆美肌用ファンデーション

商　品	メーカー	価　格	特　徴
パウダーケーキⅡ	コンテス	11g 2,000 円	シルクタッチでキレイな仕上がりに 保湿成分が配合され乾燥しにくい

◆美肌用クレンジング

商　品	メーカー	価　格	タイプ	特　徴
ディーパスクレンジング	ディーパス	80g 1,800 円	オイルジェル	オイルクレンジングとジェルソープを一つにした新発想で，しっとり潤う
ナビジョン DR メククレンジングオイル	岩城製薬	150mL 2,500 円	オイル	汚れをしっかり落としながら肌に優しい
イニクスクレンジングエマルジョン	マルホ	100g 2,200 円	エマルジョン	しっとり，すっきり，柔らかな素肌へと導く

乾燥肌用リスト

◆ 乾燥肌用ソープ

商　品	メーカー	価　格	特　徴
スキンケアソープ	コンテス	50g 700円	きめ細かい泡で肌に優しい
ディーパスソープ	ディーパス	60g 850円	ミクロの泡で汚れを落とす 潤い成分が多く，超敏感肌にもOK
シャボン玉 ビューティソープ	シャボン玉 販売	100g 200円	優しい泡立ちで，肌が潤う 赤ちゃんからお年寄りまで
コンテス クリーンフォーム	コンテス	200mL 1,000円	肌にしみない泡タイプ 肌の弱い方にお勧め

◆ 乾燥肌用化粧水

商　品	メーカー	価　格	特　徴
ディーパスローション R	ディーパス	135mL 1,800円	とても乾燥する方へ 肌の赤み・くすみが気になる方でもOK
ナチュラルケア スキンローション	コンテス	100mL 3,000円	肌のツヤ・ハリ・潤いを求める方へ
アトピコ SHCローション	大島椿	130mL 1,380円	さっぱりした使用感で肌になじむ 手軽さやシンプルケアを望む方へ

◆ 乾燥肌用保湿剤

商　品	メーカー	価　格	特　徴
ディーパスクリーム	ディーパス	30g 2,300円	超乾燥肌用クリーム，夜の肌機能回復に 細胞活性機能を高める，小じわ対策にも
ディーパスジェル	ディーパス	30g 1,800円	UV効果あり下地にもOK，朝の整肌に 肌質と機能回復力の改善に
アトピコ SHCクリーム	大島椿	120g 1,720円	シンプルケアをお望みの方へ どの肌質でもOK
ナチュラルケア モイストエッセンス	コンテス	30mL 4,200円	美容成分の多いジェルタイプの美容液 軽めの使用感を好まれる方へ
薬用AK マイルドクリーム	ロゼット	50g 1,800円	セラミド配合でバリア機能回復（要診察） 何を塗っても乾燥が改善されない方へ

SRC 取り扱い商品リスト

◆乾燥肌用日焼け止め

商　品	メーカー	価　格	SPF	PA	特　徴 (どれも敏感肌・乾燥肌用)
AK UV クリーム	ロゼット	20g 2,000円	28	++	セラミド配合 石鹸で落とせる.
UV イデア XL BB	ラロッシュポゼ	30g 3,400円	50+	++++	パラベンフリー. 潤って, 肌色にきれいに仕上がる
ディーパスジェル	ディーパス	30g 1,800円	―	++ 程度	スサビノリエキス（海藻エキス）の効果で日常ケアをしながら対策
アンテリオス XL フリュイド	ラロッシュポゼ	50g 3,600円	50+	++++	乳液タイプで保湿力があるしっかり紫外線をカット

◆乾燥肌用ファンデーション

商　品	メーカー	価　格	特　徴
パウダーケーキⅡ	コンテス	11g 2,000円	シルクタッチできれいな仕上がりに 保湿成分が配合され乾燥しにくい
ソフトタッチパウダー	アクセーヌ	18g 2,800円	くずれにくく透明感のある自然な仕上がりで, 大人にきびにも

◆乾燥肌用クレンジング

商　品	メーカー	価　格	タイプ	特　徴
ディーパス クレンジング	ディーパス	80g 1,800円	オイルジェル	オイルクレンジングとジェルソープを一つにした新発想で, しっとり潤う
イニクスクレンジング エマルジョン	マルホ	100g 2,200円	エマルジョン	しっとり, すっきり, 柔らかな素肌へと導く

敏感肌用リスト

◆敏感肌用ソープ

商品	メーカー	価格	特徴
ディーパスソープ	ディーパス	60g 850円	ミクロの泡で汚れを落とす 潤い成分が多く，超敏感肌にもOK
スキンケアソープ	コンテス	50g 700円	きめ細かい泡で肌に優しい
イニクス クリーミィフォーム	マルホ	200g 2,700円	洗いあがりはしっとり潤う にきびや肌荒れの気になる人に
シャボン玉 ビューティソープ	シャボン玉 販売	100g 200円	優しい泡立ちで，肌が潤う 赤ちゃんからお年寄りまで
コンテス クリーンフォーム	コンテス	200mL 1,000円	肌にしみない泡タイプ 肌の弱い方にお勧め

◆敏感肌用化粧水

商品	メーカー	価格	特徴
ディーパスローションR	ディーパス	135mL 1,800円	宮古ビデンス・ピローサで炎症を抑える ナノ化ヒアルロン酸・コラーゲンでしっかり潤う
ダーマメディコ ADローション	ケイセイ	200mL 2,300円	みずみずしくサラッと潤う ヒノキチオール配合で抗菌効果も
ナチュラルケア スキンローション	コンテス	100mL 3,000円	ローヤルゼリーなど保湿成分をリッチに配合 肌のpHバランスを整える
イニクスセンシティブ ディープモイストローション	マルホ	120mL 3,700円	肌荒れや乾燥を防ぎ，しっとりとしたはりのある肌へ
ターマルウォーター	ラロッシュポゼ	150g 2,200円	セレン・ミネラル成分で肌を整える スプレータイプで化粧水前にも

◆敏感肌用保湿剤

商品	メーカー	価格	特徴
薬用AK マイルドクリーム	ロゼット	50g 1,800円	セラミド配合でバリア機能回復（要診察） アトピー肌にも
ナチュラルケア モイストエッセンス	コンテス	30mL 4,200円	ヒアルロン酸など美容成分配合 小じわの気になる方へ
ディーパスジェル	ディーパス	30g 1,800円	UV効果もあり下地にも，朝の整肌に 肌質と肌機能回復力の改善に
ディーパスクリーム	ディーパス	30g 2,300円	超乾燥肌用クリーム，夜の肌機能回復に 細胞活性機能を高める，小じわ対策にも
イニクスセンシティブ モイストバリアミルク	マルホ	80mL 4,000円	しっとりコクのある使用感 肌を潤し守る
うるばなモイスチャー トリートメントジェル	武蔵野免疫 研究所	300mL 3,000円	全身の乾燥敏感肌対策に 宮古ビデンスピローサ入りで炎症対策も

◆敏感肌用日焼け止め

商品	メーカー	価格	SPF	PA	特徴 (どれも敏感肌・乾燥肌用)
AK UV クリーム	ロゼット	20g 2,000円	28	++	セラミド配合 石鹸で落とせる
リキッドケーキ	コンテス	25mL 2,500円	50	++	さらっとした使用感 薄づきの肌色，耐水性
ディーパスジェル	ディーパス	30g 1,800円	—	++ 程度	スサビノリエキス（海藻エキス）の効果で日常ケアをしながら対策
2e ベビープラス UV プロテクトミルク	マルホ	30mL 1,300円	20	++	乳液タイプで伸びがよい 石鹸で落とせる
ダーマメディコ UV プロテクトミルク	ケイセイ	30g 3,000円	50+	++++	敏感肌をしっかり紫外線から守る．ビタミンC配合
イニクス UV プロテクション	マルホ	30g 3,500円	50+	++++	紫外線ダメージから，肌の弾力とはりを守り，潤いを保つ

◆敏感肌用ファンデーション

商品	メーカー	価格	特徴
パウダーケーキⅡ	コンテス	11g 2,000円	シルクタッチできれいな仕上がりに 保湿成分が配合され乾燥しにくい
ソフトタッチパウダー	アクセーヌ	18g 2,800円	くずれにくく透明感のある自然な仕上がりで，大人にきびにも

◆敏感肌用クレンジング

商品	メーカー	価格	タイプ	特徴
ディーパスクレンジング	ディーパス	80g 1,800円	オイルジェル	オイルクレンジングとジェルソープを一つにした新発想で，しっとり潤う
ナチュラルケアクレンジングオイル	コンテス	100mL 2,500円	オイル	拭き取りタイプ 超敏感な方へ
イニクスクレンジングエマルジョン	マルホ	100g 2,200円	エマルジョン	しっとり，すっきり，柔らかな素肌へと導く

巻末付録

頭皮ケア製品リスト

商　品	メーカー	価　格	特　徴
ディーパスシャンプー	ディーパス	260mL 2,000円	超敏感肌用，石鹸成分のミクロの泡で汚れをしっかり落としながら潤う 今までシャンプーがどれもダメな人に
スキンケアシャンプー	コンテス	250mL 800円	敏感肌用 色素・防腐剤・増泡剤フリー，弱酸性
ナチュラルケアシャンプー	コンテス	250mL 1,000円	敏感肌用 しっとりタイプ
スキンケアリンス	コンテス	250mL 900円	敏感肌用 髪のきしみを和らげる
アトピコ頭皮のシャンプー	大島椿	250mL 1,320円	乾燥肌・敏感肌用・ふけかゆみ用 ツバキ油のリンス効果でしっとり潤う
アトピコ頭皮のオイル	大島椿	90g 1,500円	シャンプー前に地肌の保護に シャンプー後リンス代わりに
ダーマメディコセブンシャンプー	ケイセイ	270mL 1,600円	超敏感肌用 肌が弱い人に根強い人気
無添加せっけんシャンプー	シャボン玉販売	520mL 950円	石鹸素地からできている シャボン玉リンスと併用しきしみ予防に
無添加せっけんシャンプー専用リンス	シャボン玉販売	520mL 950円	クエン酸のみからできている 肌が弱い方にお勧め
HBリーフプラスヘアシャンプー	ドクターズチョイス	250mL 2,800円	ハイビスカス葉粘液球をベースにした世界初の合成界面活性剤フリーのシャンプーで，地肌に優しく潤いを保つ

ハンドケアリスト

商　品	メーカー	価　格	特　徴
ハイテウルプロテクトスキンクリーム	ポーラファルマ	60g 1,300円	高撥水性シリコーン配合で，手洗い前に使用 頻繁な手洗いや消毒等から肌を守り，肌荒れを防ぐ

白斑・多汗・腋臭症対策リスト

商　品	メーカー	価　格	特　徴
ダドレスC	グラファラボラトリーズ	11mL 2,800円	白斑や脱色素などの白さを目立たなくし，数日色持ちさせる（塗った部位が一目でわかる色つきタイプの液体）
D-bar	ケイセイ	15g 1,500円	スティックタイプで，制汗・消臭 ミョウバンの収斂作用で，汗を抑えながら抗菌効果
D-powder	ケイセイ	30g 2,000円	パウダータイプで，汗の気になる部分にさらっと使用できる ミョウバンの収斂作用で，汗を抑えながら抗菌効果

スキンケア用品リスト

商　品	メーカー	価　格	特　徴
絹ここち手袋	田中種	1組 3,500円	国産の絹を使用したシルク手袋 手荒れ，乾燥，冷え対策に
Fleep アームウォーマー	島崎	1組 1,800円	柔らかいスマイルコットン製 腕を優しく保護してくれる
Fleep パイルハンカチ	島崎	1枚 645円	とっても柔らかいハンカチ 赤ちゃんのよだれ拭きにも
Fleep 布ナプキン	島崎	数種類あり	柔らかいスマイルコットン製 おりものシート代わりにも
Fleep バストケア	島崎	数種類あり	柔らかいスマイルコットン製 授乳中にも
coco-kara ファブリックケアマスク	セラフィック	数種類あり	肌に当たる部分は絹，外側は綿または麻 抗菌効果，花粉対策効果も
シャボン玉スノール	シャボン玉販売	1,000mL 930円	石鹸洗剤 肌にも環境にも優しい
酵素系漂白剤	シャボン玉販売	750g 450円	洗濯やシミ抜き，食器や台所用品，ベビー用品の漂白・消臭・除菌にも
手洗いセッケン バブルカード	シャボン玉販売	300mL 600円	手に優しい泡タイプ ノロ・インフルエンザ対策にも
シャボン玉せっけん ハミガキ	シャボン玉販売	140g 410円	石鹸歯みがきで低刺激 口腔内の荒れを予防できる

商品の問い合わせ先（五十音順）

商品・ブランド名	問い合わせ先	
アクセーヌ	アクセーヌ株式会社 大阪市北区豊崎 3-19-3	0120-120783
イニクス	マルホ株式会社 大阪市北区中津 1-5-22	0120-70-1292
AK	ロゼット株式会社 品川区東品川 3-26-10	0120-9407-62
絹ここち	田中種株式会社 大阪市中央区久太郎町 2-3-15	06-6261-2976（FAX）
coco-kara	セラフィック株式会社 中央区新川 2-13-10　新川ビル 7F	03-6458-5863
コラージュ	持田ヘルスケア株式会社 新宿区市谷本村町 2-12	0120-01-5050
コンテス	株式会社コンテス 中野区中央 2-2-26	03-3366-5521
シャボン玉	シャボン玉販売株式会社 北九州市若松区南二島 2-23-1	093-791-8400
ダーマメディコ	株式会社ケイセイ 品川区東五反田 5-27-5	0120-888913
ディーパス	ディーパス株式会社 福岡市中央区黒門 2-29-102	092-791-8223
DRX	ロート製薬株式会社 大阪市生野区巽西 1-8-1	03-5442-6020（東京）／ 06-6758-1230（大阪）
ドゥーエ	株式会社資生堂 中央区銀座 7-5-5	0120-22-6065
ドクターズチョイス	株式会社ドクターズチョイス 千代田区富士見 2-7-2　ステージビルディング 17F	03-6272-6500
ナビジョン	株式会社資生堂 中央区銀座 7-5-5	0120-81-4710
ノブ	常盤薬品工業株式会社　ノブ事業部	0120-351-134
Fleep	島崎株式会社 新宿区神楽坂 5-8　恵比寿亭ビル 202 号	03-3267-1075
ラロッシュポゼ	日本ロレアル株式会社 新宿区西新宿 3-7-1　新宿パークタワー	03-6911-8572
ルビパール	株式会社ポーラファルマ 品川区西五反田 8-9-5	0120-50-2721

索引

あ
赤にきび　149
アクアチム®　160
アスコルビルトコフェリルリン酸カリウム　71
アスコルビルリン酸ナトリウム　70
アスコルビルリン酸マグネシウム　70
アスコルビン酸グルコシド　70
アダパレン　161

い
イオン導入　66
医師の応召義務　34
異所性蒙古斑　104
医療機関ホームページガイドライン　24
刺青　104
インフォームド・コンセント　36

え
エピデュオ®　164
炎症後色素沈着　55

お
大じわ　75
太田母斑　101
お肌のお手入れ方法　206

か
外傷性刺青　105
外傷性色素沈着症　105
過酸化ベンゾイル　161
汗管腫　141
眼瞼黄色腫　142
肝斑　55, 110, 111

き
漢方薬　171
企業秘密成分　244
基底細胞癌　135
吸収曲線　97

く
クーリング　59
クーリングオフ　33
クレンジング　189
黒にきび　149

け
化粧指導　233
化粧直し　190
血管拡張性肉芽腫　142
ケミカルピーリング　46
ケミカルピーリング患者用説明書　47

こ
郊外型の美容皮膚科　16
抗菌薬　160, 170
紅色丘疹　149
光線性花弁状色素斑　108
後天性真皮メラノサイトーシス　103
小じわ　55, 74
混合診療　19, 62

さ
痤瘡　53
サリチル酸エタノール　51
サリチル酸マクロゴール　51
触り癖対策　194

し

紫外線　120
自家調合　52
雀卵斑　55, 107
自由診療　26
集簇性にきび　154
重度腋窩多汗症　87
蒸散術　138
照射エネルギー　96
照射時間　96
ショート・コンタクト・セラピー　169
食事　192
脂漏性角化症　135, 139
白にきび　148
しわ　74
唇紅のメラノーシス　108

す

睡眠　191
スキンケアカルテ　224
スキンケア教室　220
スキンケア指導　175, 177, 204
スキンケアマニュアル　226
ストレス　195
スペシャルケア　190

せ

青色母斑　110
赤色丘疹　154
ゼビアックス®　161
洗顔　190

た

タトゥ　104
ダラシン®　160
たるみ　77
炭酸ガスレーザー　138

ち

チビにきび　148
チョンのせ法　167

て

ディフェリン®　161
デカにきび　149
テトラヘキシルデカン酸アスコルビル　70
デュアック®　164

と

都心型の美容皮膚科　15
ドラッグデリバリーシステム　66
トリクロロ酢酸　51

に

にきび　146
にきび肌用アドバイスカード　178
日光角化症　133
日光性黒子　55, 106

ぬ

塗り拡げ法　168

ね

熱緩和時間　95

の

膿疱　154

は

ハイドロキノン　246
剥離深達レベル　48
剥離深度　48
波長　96
パルス幅　96
パルミチン酸アスコルビン酸3ナ

トリウム　70

ひ
ビタミンC　68
ビタミンC誘導体　68
ビタミン剤　171
美白剤　118, 245
美肌用アドバイスカード　216
日焼け止め指導　119
表情じわ　76, 80
敏感肌用アドバイスカード　212

ふ
フェノール　51

へ
ヘアケアアドバイスカード　205, 208
ベピオ®　161
扁平母斑　107

ほ
ポイントメイク　230
ホームページ作成　22
保険診療　26
保湿　190
ボトリオミコーゼ　142
母斑細胞母斑　110, 135, 140

め
メイク指導　187
面皰　154
面皰圧出　174

り
リスクマネジメント　31
隆起性病変　132
両側性遅発性太田母斑様色素斑　103
量の調整法　169

れ
レーザー脱毛　121
レーザー治療　94
レーザー治療説明書　39
レーザートーニング　112
レチノイン酸　246

ろ
老人性色素斑　55, 106
老人性疣贅　139

A
α-ヒドロキシ酸　50
APPS　70

L
L-アスコルビン酸　70

Q
Qスイッチレーザー　113

T
thermal relaxation time　95
trichloroacetic acid (TCA)　51

V
VCG　70
VCIP　70
VCPMg　70
VCPNa　70
VCVE　71

■著者紹介

川端 康浩（かわばた・やすひろ）
川端皮膚科クリニック　院長
皮膚科専門医，医学博士

　1961年生まれ．1987年佐賀医科大学卒業後，東京大学医学部皮膚科教室に入局．その後，虎の門病院，関東逓信病院（現NTT東日本関東病院）での勤務を経て，1994年東京大学医学部皮膚科助手，1998年東京大学医学部附属病院分院皮膚科講師，1999年東京大学医学部皮膚科講師．大学病院では一貫して皮膚外科畑を歩み，大学病院の自由診療の導入，皮膚科レーザー外来の立ち上げにも寄与しました．2002年調布市仙川に川端皮膚科クリニックを開業，現在に至ります．
　クリニックのモットーは「皮膚疾患のゼネラリストかつスペシャリスト」．ゼネラリストとして保険診療から美容皮膚科までクリニックで可能なあらゆる皮膚疾患に対応する一方，スペシャリストとして大きな病院に引けを取らない質の高い診断・治療を行うという気概をもって診療しています．診療で心がけているのは患者とのシンパシー．医師と患者がお互いに気持ちを共感，共有できれば，治療もうまくいくと信じています．
　役職として，日本臨床皮膚科医会常任理事，調布市医師会監事，調布市皮膚科医会会長など．

野村 有子（のむら・ゆうこ）
野村皮膚科医院　院長
皮膚科専門医，医学博士

　1961年生まれ．1986年慶應義塾大学医学部卒業後，同大学医学部皮膚科学教室に入局しました．その後，神奈川県警友会警友病院皮膚科での研修，浦和市立病院，国立小児病院への短期出張を経て，慶應義塾大学医学部皮膚科助手として水疱症や膠原病などの免疫的な病気，皮膚腫瘍の病理組織（特に基底膜）の研究に従事しました．神奈川県警友会けいゆう病院皮膚科勤務の後，1998年横浜市に野村皮膚科医院を開業，2003年チャリオタワーに医院を移転し，現在に至ります．
　医院の特色として，「一人ひとりの患者を大切にし，最高の医療を提供する」という医療理念のもとに，あらゆる皮膚疾患について丁寧に説明をし，治療からスキンケアに至るまできめ細かな指導を行っています．スキンケア教室，フットケア外来，シューズカウンセリングなど，患者さんに役立つ情報提供にも力を入れています．また院内には，皮膚科のカフェやアレルギー対応モデルルームも併設し，患者指導にも利用しています．
　役職として，神奈川県皮膚科医会幹事，横浜市皮膚科医会常任幹事，神奈川区医師会では保険委員・地域医療委員・災害医療アドバイザーとして，地域医療にも貢献できるよう取り組んでいます．

検印省略

美容皮膚科はじめの一歩

生粋の皮膚科医によるまじめな美容皮膚科

定価（本体 5,000円＋税）

2019年4月25日　第1版　第1刷発行
2022年9月5日　　同　　第2刷発行

編著者　川端　康浩（かわばた　やすひろ）
発行者　浅井　麻紀
発行所　株式会社 文 光 堂
　　　　〒113-0033　東京都文京区本郷7-2-7
　　　　TEL（03）3813-5478（営業）
　　　　　　（03）3813-5411（編集）

©川端康浩，2019　　　　　　印刷・製本：壮光舎印刷

ISBN978-4-8306-3467-3　　　　　　Printed in Japan

・本書の複製権，翻訳権・翻案権，上映権，譲渡権，公衆送信権（送信可能化権を含む），二次的著作物の利用に関する原著作者の権利は，株式会社文光堂が保有します．
・本書を無断で複製する行為（コピー，スキャン，デジタルデータ化など）は，私的使用のための複製など著作権法上の限られた例外を除き禁じられています．大学，病院，企業などにおいて，業務上使用する目的で上記の行為を行うことは，使用範囲が内部に限られるものであっても私的使用には該当せず，違法です．また私的使用に該当する場合であっても，代行業者等の第三者に依頼して上記の行為を行うことは違法となります．
・JCOPY〈出版者著作権管理機構　委託出版物〉
本書を複製される場合は，そのつど事前に出版者著作権管理機構（電話03-5244-5088，FAX 03-5244-5089，e-mail：info@jcopy.or.jp）の許諾を得てください．